U0127643

太湖大学系列教材

# 吴述各家学说·脾胃研究（下部）

吴雄志　著

辽宁科学技术出版社

·沈阳·

图书在版编目（CIP）数据

吴述各家学说：脾胃研究. 下部/吴雄志著. —
沈阳：辽宁科学技术出版社，2020.7（2024.3重印）
（太湖大学系列教材）
ISBN 978-7-5591-1368-9

Ⅰ.①吴… Ⅱ.①吴… Ⅲ.①脾胃学说 Ⅳ.
①R256.3

中国版本图书馆 CIP 数据核字（2019）第 248433 号

出版发行：辽宁科学技术出版社
　　　　　（地址：沈阳市和平区十一纬路 25 号　邮编：110003）
印 刷 者：辽宁新华印务有限公司
经 销 者：各地新华书店
幅面尺寸：145mm×210mm
印　　张：6
插　　页：8
字　　数：150 千字
出版时间：2020 年 7 月第 1 版
印刷时间：2024 年 3 月第 3 次印刷
责任编辑：寿亚荷　丁　一
封面设计：刘冰宇
版式设计：袁　舒
责任校对：尹　昭　王春茹

书　　号：ISBN 978-7-5591-1368-9
定　　价：60.00 元

联系电话：024-23284370，13904057705
邮购热线：024-23284502
邮箱：1114102913@qq.com

# 目　录

# 脾胃源流：从仲景到东垣

　　张仲景的侯氏黑散可治疗热证明显的眼睛红肿出血，因眼睛红肿出血，有热，所以用菊花、黄芩、牡蛎。而这个"热"是阴火所生，方中除了菊花、黄芩、牡蛎，还有健脾药物——人参、白术、干姜、桂枝、茯苓。这是桂枝人参汤的结构，方中加了当归、川芎养血，就类似补中益气汤的结构。侯氏黑散加细辛散寒，加桔梗、防风火郁发之，加白矾治疗风痰上扰。侯氏黑散和李东垣的处方有非常密切的关系。比如李东垣的升阳散火汤，也是用人参、甘草加了防风、羌活、独活、柴胡散阴火。最具代表性的是补脾胃泻阴火升阳汤，补脾胃用人参、苍术、甘草，升阳气用升麻、柴胡、黄芪，羌活发散阴火，黄连、黄芩、石膏清心、清肝、清胃。侯氏黑散用桔梗、防风升阳散火，补脾胃泻阴火升阳汤用柴胡、升麻、羌活升阳散火；侯氏黑散用人参、干姜、白术、桂枝、当归、川芎气血双补，补脾胃泻阴火升阳汤用人参、苍术、黄芪、甘草补脾胃；侯氏黑散用菊花、黄芩、牡蛎泻肝火，补脾胃泻阴火升阳汤用黄芩、黄连、石膏，这就是把泻心法直接用上了。所以可以看到李东垣的补脾胃泻阴火升阳汤与侯氏黑散的结构非常相似，完全可以根据热在哪一条经进行加减。九窍不利、眼睛红肿出血就用黄芩，牙龈肿痛就用石膏，舌尖红有芒刺就用黄连，鼻中冒火就用桑白皮。"有形之土，下填九窍之源，使不能上通于天，故曰五脏不和，则九窍不通"。清阳出上窍，清阳不能上通于天，身体上边的鼻子、眼睛、耳朵、嘴巴就不舒服。"脾胃之土，下填九窍之源"，脾胃虚弱，大便不通，用桂枝加大黄汤。枳术汤中 30g 枳实、60g 白术也能把大便弄通。小便不通用五苓散，五苓散证水湿停聚，用白术、茯苓。为什么出现水湿停聚？因为脾胃虚。"脾胃内伤，五脏不和"，《黄帝内经》《伤寒杂病论》《脾胃论》都是它理论的渊源，明白这些才会读懂侯氏黑散，才会明白补脾胃泻阴火升阳汤为什么要补脾胃，为什么要泻阴火，为什么还要升阳。补脾胃不外乎用人参、白术、黄芪、干姜、桂枝、甘草（土能盖火）；升阳不外乎用升麻、柴胡、葛根、羌活、防风、桔梗。泻阴火不外乎用黄芩、菊花、黄连、石膏、大黄。能够治疗头痛、耳鸣、耳聋、眼睛红肿、口舌生疮、牙龈肿痛、大便不通等。

以李东垣为代表的补土派，核心学术思想有以下 3 条，这些学术思想都可以在《伤寒杂病论》里找到渊源。

### 1. 补中升阳（升阳益气）

补中升阳的代表方如黄芪建中汤。黄芪建中汤治"头重不举，多卧少起"，这种人中气下陷，必须睡午觉，不然头晕、头痛、神志昏聩，代表用药就是黄芪配甘草。但是黄芪建中汤证有虚劳、形质损伤，所以黄芪配甘草加了小建中汤。补中益气汤治疗的是肚子胀、不消化，这是功能性疾病，用了人参、白术、陈皮之类的健脾药物。一个偏重形质，一个偏重气化。如果中气下陷偏重于形质受损，酸削不能行，这是虚劳病，用黄芪建中汤；如果偏重于肚子胀、不吃东西，代谢功能不好，这是气化病，用补中益气汤。这些就是李东垣补气升阳学术思想的由来。

### 2. 升阳散火

李东垣第二个学术思想就是升阳散火。土有阴土、阳土。阳明阳土的火就是阳火；太阴阴土的火不是生理之火，是病理之火，就是阴火。太阴是本寒标阴、标本同气，太阴无热证，它的热证都是虚热，就是李东垣讲的阴火。阴火是针对阳明阳火而言的，在正常情况下叫它气火。人有 3 种真火：神火、气火和精火。神火在人体大脑祖窍穴的位置，又叫神光；气火就是人体代谢产生的热能；精火是指人体的肾精，也就是肾阳。这 3 种火就构成了人体的 3 种真火。脾虚导致阴火，补脾胃泻阴火升阳汤来自《伤寒杂病论》的侯氏黑散。

### 3. 升阳除湿

李东垣第三个学术思想就是升阳除湿。代表方是升阳除湿防风汤，用白术健脾，用防风来发挥升阳除湿的作用。这出自《伤寒杂病论》的防己地黄汤。防己地黄汤用大剂量的地黄安神，大量地黄容易生湿、滋腻，会导致胃肠道的蠕动功能减退，可用防风拮抗地黄的这种不良反应。李东垣的升阳除湿防风汤，用防风配白术，一个健脾，一个升阳除湿。

升阳益气、升阳散火和升阳除湿，这是李东垣脾胃学说的 3 个核心学术思想。这 3 个核心学术思想来自张仲景的黄芪建中汤、侯氏黑散和防己地黄汤，化裁出了补中益气汤、补脾胃泻阴火升阳汤和升阳除湿防风汤。后世医家的玉屏风散也来自于防己黄芪汤。

当然李东垣还有一些其他的学术思想，比如他把《金匮要略》中攻补兼施的枳术丸，做了很多化裁。李东垣"脾胃内伤，百病由生"的学术思想，讲到脾胃的疾病会对其他系统造成影响，他的这些学术思想都来自《伤寒杂病论》。当然，往前溯源就来自于《黄帝内经》。

# 第一部分　太阴新解

太阴新解就是对《伤寒论》的太阴病篇进行解读。《伤寒论》有太阳、少阳、阳明、太阴、少阴、厥阴6篇。条文最多的是太阳病篇，最难懂的是厥阴病篇。而太阴病篇的条文特别少，就那么几条。但是《伤寒论》中内容最复杂的就是太阴病篇。太阴病篇虽然条文少，但是内容特别多，也特别复杂，它是贯穿整个《伤寒论》的一条重要主线。我们说"外感疾病首先犯太阳"，这是从病因病邪上分析。而机体对疾病的应答首先涉及太阴，所以太阴病篇的内容非常多、非常复杂。为什么我们看到的太阴病篇条文就那么几条呢？这与张仲景写《伤寒杂病论》有关系。张仲景在《伤寒杂病论》序里讲了一段话："夫天布五行，以运万类，人禀五常，以有五脏。经络府俞，阴阳会通，玄冥幽微，变化难极。自非才高识妙，岂能探其理致哉！"这段话怎样理解呢？他讲："天布五行，以运万类，人禀五常，以有五脏。经络府俞，阴阳会通，玄冥幽微，变化难极。"意思是人体、疾病很复杂，如果你不是比较聪明的话，这么复杂的东西，是不能弄明白的。所以"观今之医，不念思求经旨，以演其所知；各承家技，始终顺旧"。这是他写《伤寒杂病论》的一个重要原因。"阴阳会通"化生五行，"天布五行"然后经络府俞变化出六经。所以我们讲阴阳化生五行，五行运化六气——风、寒、火、热、燥、湿。六气通太阳、少阳、阳明、太阴、少阴、厥阴。他在讲六经的时候，说"思求经旨，以演其所知"。《伤寒杂病论》这本书的结构是怎么来的呢？它的理论根源于《黄帝内经》的五运六气。"阴阳化生五行，五行运化六气"是我们中医的生理模型。可能大家对五运六气理解的范围比较狭窄，其实五运六气分了好多流派，内容很丰富。比如伤寒学的气化学派，就是基于五运六气的标本中气学说，标本中气学说是五运六气一个很重要的组成。张仲景以此为基础，搭建了六经模型。中国方剂学的极大繁荣是在唐宋时期，出现了《千金方》《外台秘要》《圣惠方》《太平惠民和剂局方》等。

《伤寒杂病论》是一部方书，里边方的数量很有限，只有200多个方。我们称张仲景为医圣，最主要是因为他提出了疾病的六经模型。王叔和在整理《伤寒杂病论》的时候，常常根据疾病的病位做类证鉴别。比如他把四逆散放在少阴病篇，是因为四逆散证手脚冰冷，与少阴病的手足冰凉病位相同。他按照病位来做类证鉴别时，实际上把六经模型给打破了。我们编写的《重订伤寒杂病论》就是要回到张仲景的六经模型上去，书中的条文就是按照六经模型重新编排的。

我们看到张仲景的六经模型是把中医理论和中医应用（从理论到临床）打通了。但是到了王叔和，到了日本的皇汉医学（废医存药），再到方证学派，一步一步地走向了方证对应。这样太阴病篇内容就显得很少了，有人说张仲景的六经是只有脚没有手。但是我们讲太阴病，不光讲太阴脾还要讲太阴肺。关于太阴肺的疾病讲解非常完善，所以，张仲景的六经并不是有脚无手。

我们分7个方面跟大家讲《伤寒论》的太阴病篇：一是太阴病概论；二是太阴在经；三是太阴在脏，讲完太阴脾再讲太阴肺；四是太阴虚劳；五是太阴瘀血；六是太阴功能，太阴经管些什么事、会出现什么症状、会发生什么疾病、有些什么治疗方法；七是太阴兼证，这个非常复杂，就是讲太阴病是怎样影响太阳、少阳、阳明、少阴和厥阴的。这7个方面内容有些我们在讲《重订伤寒杂病论》时都已经讲过了，讲过的内容我们就会说得简单一些。

# 第一章　太阴概论

## 一、太阴病脉证提纲

《重订伤寒杂病论》476. 太阴之为病，腹满而吐，食不下，自利益甚，时腹自痛。若下之，必胸下结硬。(273)

这个条文很简单。"太阴之为病，腹满而吐，食不下"是消化不良的症状。"自利益甚"指便溏，也可以表现为腹泻，这是指吸收不良。"时腹自痛"是太阴病的小建中汤证——空腹疼、饥饿疼、夜间疼。"若下之，必胸下结硬"是说太阴病的人胃肠蠕动功能弱，食物在肠道停留时间过久，可以形成便秘，但是这种便秘不能去下。如果按照治疗阳明腑实证的方法去下，下完之后"胸下结硬"，导致胃肠蠕动功能进一步减退，出现腹压升高、胀气，不想吃东西。大黄里有两种化合物，一种是蒽醌类化合物，导致肠道渗透压升高，能够通便，引起腹泻；另一种是鞣质，又会引起便秘。如果患者本身就脾虚，胃肠道的蠕动功能弱，用了大黄以后，胃肠蠕动功能更弱，然后就会胀气，不想吃东西。所以叫作"若下之，必胸下结硬"。其实不光"下之"会引起胸下结硬，发汗也是如此。比如用麻黄发汗，麻黄碱兴奋交感神经，导致胃肠道蠕动功能减退，所以人们在高度紧张时是不想吃东西的。有太阴病的人"发汗后，腹胀满者，厚朴生姜半夏甘草人参汤主之"。所以一定要注意太阴病的特点是：太阴病忌汗、忌下。不是绝对不能汗，也不是绝对不能下，而是在"汗"和"下"的时候，要考虑到太阴病的特点。

## 二、太阴病补充条文

《重订伤寒杂病论》478. 自利不渴者，属太阴，以其脏有寒故也，当温之。宜服四逆辈。（277）

这里要注意区别太阴病和少阴病，因为"少阴病，欲吐不吐，心烦但欲寐，五六日自利而渴者，属少阴也。""霍乱，头痛、发热、身疼痛、热多欲饮水者，五苓散主之；寒多不用水者，理中丸主之。"从此条文也可以看到太阴病的特点：第一，大便稀溏；第二，口不渴。如果患者兼有口渴，你要怀疑这个人兼有少阴病。如果一个人大便稀溏，不想吃东西，你首先想到他是太阴病。如果他口渴，首先要去摸他的手凉不凉，如果患者手凉、口又渴，不要用理中丸，要用附子理中丸，因为他的病已经由太阴传到少阴去了。少阴病会影响肾上腺皮质的醛固酮分泌，进而导致唾液中的 $Na^+$ 大量增加，人就会出现口渴。要记住，太阴病有一个特点，主药是干姜，太阴病不会出现口渴。比如说理中丸主要成分有干姜，干姜能抑制腺体分泌。如果患者口干，吃了干姜口会更干。如果患者口渴就不能按太阴病治了。

是不是口渴就一定不能按太阴病治呢？不是。我是与大家讲一个大的原则。有痰饮的人，是可以口渴的。比如"霍乱，头痛、发热、身疼痛、热多欲饮水者，五苓散主之"，五苓散里边有白术、茯苓、猪苓这些药物，能治口渴。"热多欲饮水"中的"热多"一是指发热，有外感时可以发热，内伤也可以发热。五苓散本身就是一个治疗发热的方剂，只要夹饮，对外感内伤都有效。二是说患者可以表现为手心很热。这是个桂枝证，为手心热、多汗。所以五苓散证经常表现为手心又烫又潮，汗水多，其中有一部分人可以表现为典型的外感和内伤发热。但是理中丸证不是手心热、多汗。

《重订伤寒杂病论》477. 伤寒脉浮而缓，手足自温者，系在太阴。(278)

此条讲太阴病的外证是手足自温，包括后面讲的"四肢苦烦热"也属于手足自温的范畴。太阴病的脉有一个特点是浮、大、缓、虚，关键就是没有力气。因为太阴主气，当太阴气虚时，心脏收缩搏出量减少，摸脉的感觉就是没有力气，可以表现为浮脉，可以表现为大脉，也可以表现出缓脉，但是太阴病的脉一定是没有力气的。这主要是太阴病的人心脏输出量降低了，诊脉时感觉外周脉搏没有力气。后面条文讲"寸口脉浮而缓，浮则为风，缓则为痹。痹非中风，四肢苦烦，脾色必黄，瘀热以行。""手足自温"是太阴病的特点。"脾色必黄，瘀热以行"指太阴发黄，太阴寒湿发黄的特点是"脉浮而缓""四肢苦烦"。在后面讲茵陈五苓散证时会介绍这些内容。

《重订伤寒杂病论》487. 虚劳里急，悸，衄，腹中痛，梦失精，四肢酸疼，手足烦热，咽干口燥，小建中汤主之。(金匮·血痹虚劳病篇)。

这条也是在讲太阴病的手足自温。不光是太阴病有"手足自温"，好多病都会出现"手足自温"，比如说三物黄芩汤证。三物黄芩汤中有黄芩、苦参、地黄，治疗阴虚所致四肢苦烦热。我们说太阴病的特点是手足自温，可以表现为四肢苦烦热，但是并不表明"四肢苦烦热，手足自温"就一定是太阴病。关于这一点大家不要倒着推，倒着推容易推错。再比如太阴病可以表现为手心多汗，阳明腑实证也表现为手心多汗。

《重订伤寒杂病论》480. 太阴中风，四肢烦疼，阳微阴涩而长者，为欲愈。(274)

这一条的意思是说脾主肌肉，故四肢烦痛，"发汗后，身疼痛，脉沉迟者，桂枝加芍药生姜各一两，人参三两新加汤主之。""阳微阴涩而长"讲的是阴阳脉法，阳指寸脉，阴指尺脉。这个可以通过太湖大学的"脉学课程"去学习。

## 三、太阴病传变

*《重订伤寒杂病论》481. 太阴病欲解时，从亥至丑上。（275）*

"从亥至丑上"是从晚上9点到半夜3点。从道家来讲，男子是重太阳，女子是重太阴，所以道家修行都是太阴炼形。从幽门到阑门属太阴，太阴病多表现为十二指肠球炎和十二指肠溃疡。消化性溃疡患者容易从亥时到丑时发生夜间痛，会因为胃疼而被疼醒。这种人的特点是胆子小，容易出现一些精神症状。所以，此类患者亥时不要在街上晃，晚上9点之前要回家。

## 四、太阴病诊断

抓独法中讲"背寒即合太阴脏"。如果一个人背心发凉，可以用人参、白术从太阴去治。"夫心下有留饮，其人背寒冷如手大。""心下有痰饮，胸胁支满，目眩，苓桂术甘汤主之。"茯苓桂枝白术甘草汤为什么没有用人参呢？因为有白术，能够化饮，所以不一定用人参。治疗太阴病常用3味药：人参、白术、干姜，但不是说一定要用人参。比如附子汤证就有"其背恶寒"，是真武汤去生姜加人参。白虎加人参汤证、四逆加人参汤证都有"其背恶寒"。治"其背恶寒"时，根据情况可以用人参，也可以用白术、干姜，这是基本规律。

"太阴浮大缓无力"太阴病的脉是浮大缓虚。注意与"少阴沉迟并微细，微细欲绝是厥阴，弦而无力即肝虚"做鉴别。太阴病的脉是没有力气的脉，少阴病的脉是微脉。微脉指没有力气，但是还摸得清楚。如果摸到的脉至数不是很清楚，就应该是厥阴病了。

　　"太阴手足自温之，少阴厥阴四逆始。"这就指出了太阴病的特点，太阴病的人手脚一定是暖和的。如果其手脚冰凉，不能吃凉东西，应该用附子理中丸治，而不是理中丸。如果再没效，可以从厥阴去治，用丁附理中丸。

　　"自利不渴属太阴，渴是少阴不化津，厥阴消渴兼久利，龙雷火升夜半饮。"自利不渴是太阴病的一个特点。

　　"腹满而吐是太阴，欲吐不吐少阴经，吐而冲逆属厥阴，痛烦胸满吐涎清。"

　　"劳宫汗出为桂枝，反此阳明腑气实，手心为桂手背附，表里沉浮虚实知。"这是讲如果患者手心多汗就是桂枝证，但是要与阳明腑实证的手心多汗区分开。

# 第二章 太阴在经

## 一、太阴在经

《重订伤寒杂病论》482. 太阴病，脉浮者，可发汗，宜桂枝汤。（276）

服桂枝汤后要"啜热粥一升余，以助药力，温覆令一时许"取汗，这就是太阴病的一个特点。我们说太阴病的脉是浮大缓虚。治太阴病时，如果诊到浮脉，可发汗，宜桂枝汤。太阳病有两证：一是中风，一是伤寒。太阳病之所以要列中风和伤寒，是因为它讲了两类人：一类体质壮实的人，就是正常人得了感冒，可以用麻黄汤；一类是脾虚的人，平时体质虚弱，得了感冒，应该考虑用桂枝汤。当然不一定用桂枝汤原方，但是不应该用麻黄汤。如果用了麻黄汤发汗之后，会抑制胃肠道的蠕动，"发汗后腹胀满，厚朴生姜半夏甘草人参汤主之。"假如没有桂枝汤，可用阿司匹林并啜热粥一升，以助药力温覆取汗，这是张锡纯的办法。如果你嫌热稀粥力度不够，只要患者平时胀气不明显，还可以加点儿糖。糖容易产酸、产气，患者吃了容易胀气影响吸收，直接加一支葡萄糖放到热稀粥里也能取汗。其实，如果掌握了它的精神实质，用什么办法就不重要了。

《重订伤寒杂病论》484. 本太阳病，医反下之，因尔腹满时痛者，属太阴也，桂枝加芍药汤主之。大实痛者，桂枝加大黄汤主之。（279）

这条讲的是太阴病便秘的人出现腹满时痛时加芍药。便秘有两种：一种是大便不好解，但是不伴腹痛；还有一种便秘，患者解大便时动静很大，他在厕所又撞墙，又跺脚，这种情况就伴有腹痛。临床中如果你问患者排便困难与否，有的人会说排便时肚子绞痛，难受极了。这种便秘伴有肠痉挛，我们要给他加芍药。因为肠道是分节运动，前面一节肠道舒张，后面一节肠道收缩，然后再前面一节肠道舒张，后面一节肠道收缩，从而大便能够正常排出，否则的话会引起肠痉挛。有时用大、小承气汤也会出现腹痛，因为大黄会引起肠道痉挛，这时需要用调胃承气汤，用里边的甘草缓之。所以太阴病便秘出现腹满腹痛时，用桂枝汤重用芍药。"大实痛者，桂枝加大黄汤主之"就是说如果肠道内已经形成秘结的大便时加大黄。有的人三五天不解大便，排出的大便是硬的，哪怕他是太阴病，也要加大黄。每个人每天都应该解大便，如果因为某些原因导致交感神经高度紧张，则会导致肠道蠕动减缓，然后几天不大便，再去解，大便解不出来了。这时需要加大黄，先把燥屎整下来，再用桂枝加芍药汤，所以说脾虚的人不能太紧张了。太阴脾虚的人如果太紧张，容易影响他的消化功能。

《重订伤寒杂病论》485. 太阴为病，脉弱，其人续自便利，设当行大黄、芍药者，宜减之，以其人胃气弱，易动故也。（下利者先煎芍药三沸。）（280）

这条是告诉我们用完大黄以后，大便通了，就不要再用了，可以用桂枝加芍药汤。大便更通畅一些，然后用桂枝汤就能通便。如果继续用大黄，会出现两种情况：第一，"以其人胃气弱，易动故也"，容易引起下利；第二，"若下之，必胸下结硬"，容易引起肚子胀，不吃东西。

太阴为病，脉的特点是"弱"，不管是浮，是大，还是缓，摸上去一定是没有力气的。太阴病表现为气虚，心脏的输出量降低。这就是太阴病脉的总纲。六经为病，每一经的脉都有一个总纲。

## 二、桂枝汤加减法

《伤寒杂病论》中桂枝汤有多种加减法。

**1. 桂枝汤加味**

第一个加厚朴、杏仁，治疗喘和便秘。用桂枝汤治疗便秘可以加芍药，还可以加厚朴、杏仁，再加大黄，就是麻子仁丸。第二个加人参，治疗桂枝汤证伴有气虚的。还有就是加附子，加葛根，桂枝汤加附子治疗漏汗，加葛根治疗项强，加黄芪治气虚伴有黄汗，加大黄通便。而桂枝汤加龙骨、牡蛎我们在虚劳病中要讲。

**2. 加味桂枝汤**

加味桂枝汤与桂枝汤加味不一样：桂枝汤加味是桂枝汤加某药；加味桂枝汤就不以桂枝汤命名了，而叫"某药桂枝汤"，比如栝蒌桂枝汤治疗痉病；抵当乌头桂枝汤治疗寒疝。

**3. 新方**

新方包括治疗刚痉的葛根汤，是用桂枝汤加麻黄、葛根，还有加芍药、饴糖的小建中汤。

**4. 去桂枝**

去桂枝法有桂枝汤去桂枝加茯苓白术汤，还有桂枝附子汤去桂枝加白术的去桂加白术汤。

**5. 去芍药**

去芍药法，比如桂枝去芍药加皂荚汤，治疗肺痿吐涎沫；还有桂枝去芍药加附子汤；治疗亡阳的有桂枝去芍药加蜀漆牡蛎龙骨救逆汤；还有桂枝去芍药加麻黄细辛附子汤；还有治疗发热和腹胀同时并存的厚朴七物汤。

**6. 重用桂枝**

重用桂枝法，比如桂枝加桂汤治奔豚。

### 7. 重用芍药

重用芍药法，比如桂枝加芍药汤治便秘、腹痛，小建中汤是桂枝汤加芍药治虚劳。

### 8. 桂枝汤合方

桂枝汤合方，比如桂枝麻黄各半汤、桂枝二麻黄一汤、桂枝二越婢一汤、柴胡桂枝汤。

关于这 8 种变化大家可以去听我们以前所讲过的课程。

# 第三章 太阴在脏

《伤寒杂病论》对太阴在脏立了三个方：建中汤、理中汤和补中汤（彩图1）。小建中汤证对应十二指肠，理中汤证对应小肠，大建中汤证对应回肠末端，补中汤证对应腹部脐中。太阴在脏可分为太阴脾和太阴肺。太阴脾是我们已经讲过的，以下将简单讲解，然后重点讲一下太阴肺。

## 第一节 太阴在脏之太阴脾

### 一、建中汤证

#### 1. 小建中汤证

《重订伤寒杂病论》487. 虚劳里急，悸，衄，腹中痛，梦失精，四肢酸疼，手足烦热，咽干口燥，小建中汤主之。（金匮·血痹虚劳病篇）

小建中汤方

桂枝（去皮，三两）　甘草（炙，三两）　大枣（十二枚）芍药（六两）　生姜（三两）　胶饴（一升）

上六味，以水七升，煮取三升，去滓，纳胶饴，更上微火消解，温服一升，日三服。（呕家不可用建中汤，以甜故也。）

小建中汤就是桂枝汤重用芍药和甘草，甘草的剂量是有变化的。

小建中汤治疗虚劳里急，"里急"是指我们去摸患者的腹肌，他的腹肌是紧张的，小建中汤证患者伴有肌紧张。小建中汤证的特点是交感神经亢进。交感神经亢进有两种：一种是实证亢进，一种是虚证亢进。小建中汤证的人表现为交感神经虚性亢进，即表面上交感神经亢进，实际上他是交感神经减退，所以他表现为腹肌紧张。"悸"指交感神经亢进导致心悸；"衄"指鼻黏膜血管扩张导致破裂出血；"腹中痛"指出现空腹疼、夜间疼，时腹自疼；"梦失精"说明晚上遗精。

　　这个条文，你很难读出它的味道来。第一，我们说"虚劳里急"，有一种便秘，一天蹲七八次马桶，每次都排不出什么东西来，其实也没多少大便。这种虚坐努责，本质是血虚。张景岳治疗这种便秘用济川煎，他还告诉你如何在济川煎的基础上加减。其实如果在小建中汤的基础上加减也有效。这个不是大黄能解决的，患者没有大便，大黄解决不了问题。第二，"悸"指的是这种人爱心慌，吓不得，他的胆子小，你在背后叫他都会吓到他。第三，小建中汤证的人不耐饥饿，饿了必须吃，一饿就心慌，这样的人是小建中汤证。第四，这种人容易梦遗，也容易梦交。他会告诉你一些莫名其妙的症状。这种人他的性冲动没有问题，甚至很容易发生性冲动，但是容易早泄，同房的时间很短。所以只有慢慢地去读张仲景的条文，就会读出好多东西来。

　　《重订伤寒杂病论》733. 脉沉小迟，名脱气，其人疾行则喘喝，手足逆寒，腹满，甚则溏泄，食不消化也。（金匮·血痹虚劳病篇）

　　古人不会测血糖，没有低血糖的概念。不是只有现代人饿了才会低血糖，古人饿了也会低血糖。但是，正常人少吃一顿饭是不会晕的，一顿不吃就晕倒的，那是太阴病的小建中汤证。太阴病小建中汤证的特点就是：饥饿时就心慌出汗，因为血糖低了。太阴病的人容易形成低血糖，低血糖时需要赶快补充糖。不光是现代人知道饿晕了要补充糖，古人也知道饿晕了要补充糖，所以小建中汤有饴糖。小建中汤证的人一饿就晕，是因为他交感神经亢进，分解代谢增强，容易导致低血糖，所以小建中汤证的人消瘦。交感神经亢进有两种类型：一种就是阴虚的交感神经亢进，会导致消瘦；另一种就是太阴虚劳的小建中汤证，表现为交感神经亢进，分解代谢增强，合成代谢降低。小建中汤证者的体质决定他容易"卒喘悸"，劳累则血糖降低，所以"疾行则喘喝"。单纯建中汤证者的特点就是面色薄、脑袋圆，长得比较好看。如果是合并了小柴胡汤的柴胡桂枝汤证，脸型就显得比较方。

《重订伤寒杂病论》488. 男子黄，小便自利，当与虚劳小建中汤。（方见虚劳中。）（金匮·黄疸病篇）

如果一个人有黄疸，小便一定是黄的。如果小便是白的，但是皮肤又黄，这是萎黄。这种萎黄是因为贫血，这是一个小建中汤证，这种人多虚坐努责。女性皮肤黄不外乎几种原因：①肝脏不好，有黄疸，她的皮肤就黄。②湿气重。③小建中汤证。小建中汤证可以表现为两种症状：第一，面色薄就是人们常说的小白脸，面色㿠白，这是气虚的表现。第二，可以表现为面色萎黄，这种气虚是气血两虚，常常伴有贫血。血虚主要分为两类：一类是阴血两虚的黄连阿胶汤证，叫作大细胞性贫血，常常表现为失眠；一类是气血两虚，表现为面色萎黄，用八珍汤，或者用建中汤治疗，其实用建中汤见效更快。我很少开八珍汤，很少开十全大补丸，这种情况我直接就用归芪建中汤，就是小建中汤加当归、黄芪，再加阿胶，可以参考吴门验方：十味建中汤。

《重订伤寒杂病论》489. 妇人腹中痛，小建中汤主之。（金匮·妇人杂病篇）

《重订伤寒杂病论》107. 伤寒，阳脉涩，阴脉弦，法当腹中急痛，先与小建中汤，不瘥者，小柴胡汤主之。（100）

女性多气血不足，常常出现腹痛。这种情况就可以用小建中汤。

因为桂枝同时又能够通任脉经血，所以小建中汤既能补气血，又能够治疗腹痛，特别适合于女性。女性气血虚的腹痛适合用小建中汤，但是不能说女性腹中痛就一定要用小建中汤。有的女性脾气很暴躁，她肝气郁结，动不动就要打人，这种腹痛就不是小建中汤证。女性有两个特点：一是因为她每个月都要有月经，所以容易气血虚；二是她心如针尖，所以肝气郁结的人很多。这两种腹痛不能弄混。

《重订伤寒杂病论》108. 伤寒二三日，心中悸而烦者，小建中汤主之。（102）

上述条文说明小建中汤能够治疗感冒。

### 2. 当归建中汤证

《重订伤寒杂病论》490.《千金》内补当归建中汤：治妇人产后虚羸不足，腹中刺痛不止，吸吸少气，或苦少腹中急摩痛，引腰背，不能食饮。产后一月，日得服四五剂为善，令人强壮宜。（金匮·妇人产后病篇）

当归建中汤

当归（四两） 桂枝（三两） 芍药（六两） 生姜（三两） 甘草（二两） 大枣（十二枚）

上六味，以水一斗，煮取三升，分温三服，一日令尽。若大虚，加饴糖六两，汤成纳之，于火上暖令饴消，若去血过多，崩伤内衄不止，加地黄六两，阿胶二两，合八味，汤成纳阿胶，若无当归，以川芎代之，若无生姜，以干姜代之。

小建中汤衍生出内补当归建中汤，治疗血虚，当归、桂枝、芍药、生姜、甘草、大枣是当归建中汤，去血过多加地黄、阿胶。当归建中汤有6味药，加上地黄、阿胶是8味药，再合上黄芪建中汤，就是吴门验方十味建中汤，能气血双补，其实都是张仲景的方。

### 3. 黄芪建中汤证

《重订伤寒杂病论》491. 虚劳里急，诸不足，黄芪建中汤主之。

（于小建中汤内加黄芪一两半，余依上法。气短胸满者，加生姜，腹满者，去枣加茯苓一两半，及疗肺虚损不足，补气加半夏三两。）

（《千金》疗男女因积冷气滞，或大病后不复常，苦四肢沉重，骨肉酸疼，吸吸少气，行动喘乏，胸满气急，腰背强痛，心中虚悸，咽干唇燥，面体少色，或饮食无味，胁肋腹胀，头重不举，多卧少起，甚者积年，轻者百日，渐致瘦弱，五脏气竭，则难可复常，六脉俱不足，虚寒乏气，少腹拘急，羸瘠百病，名曰黄芪建中汤，又有人参二两。）（金匮·血痹虚劳病篇）

　　黄芪建中汤是在小建中汤内加了黄芪，对于气短胸满者，加生姜；对于腹满者，去枣加茯苓一两半。腹满者为什么去枣？因为糖在肠道酵解以后，会产生二氧化碳。大枣虽然能够健脾，但是脾虚的人服用后容易产酸、产气，引起腹胀，所以腹满者去枣。"头重不举，多卧少起"是太阴病的特点。太阴病容易引起中气下陷，睡一觉中气下陷就缓解了。但是少阴病的人，白天没精神，即使有充足的睡眠，还是没有精神。"头重如举"是指中气下陷，张锡纯叫作大气下陷。头重不举，中气下陷，脑缺血，会产生头晕。我们治疗颈椎病常用葛根汤。对于中气下陷的颈椎病，用黄芪建中汤一样有效。这种颈部不舒服往往发生在下午。中气下陷的人坐飞机时间太久就会头晕，颈椎病就会发作。如果坐头等舱，可以睡觉，就不晕。这种情况可以带一瓶补中益气丸吃，就不会犯病。《伤寒杂病论》的条文，真是值得我们仔细去读。大家读《伤寒杂病论》条文的时候，有没有真正用心去想张仲景在说什么。把《伤寒杂病论》条文联系到患者身上，你就会发现非常有用。

## 二、理中丸证

　　《重订伤寒杂病论》492. 霍乱，头痛、发热、身疼痛、热多欲饮

水者，五苓散主之；寒多不用水者，理中丸主之。（霍乱病篇·386）

理中丸方（下有作汤加减法）

人参　干姜　甘草（炙）　白术（各三两）

上四味，捣筛，蜜和为丸，如鸡子黄许大。以沸汤数合，和一丸，研碎，温服之，日三四，夜二服；腹中未热，益至三四丸，然不及汤。

汤法：以四物，依两数切，用水八升，煮取三升，去滓，温服一升，日三服。若脐上筑者，肾气动也，去术，加桂四两；吐多者，去术，加生姜三两；下多者，还用术；悸者，加茯苓二两；渴欲得水者，加术，足前成四两半；腹中痛者，加人参，足前成四两半；寒者，加干姜，足前成四两半；腹满者，去术，加附子一枚。服汤后，如食顷，饮热粥一升许，微自温，勿发揭衣被。

理中丸里一个主要的药物是干姜，干姜抑制腺体分泌，一定要抓住它的这个基本特点。理中丸也可以换成理中汤，可以用丸，也可以用汤，原文说"然不及汤"。条文还告诉我们"服汤后，如食顷，饮热粥一升许，微自温，勿发揭衣被。""饮热粥"是太阴病的治疗特点。

《重订伤寒杂病论》493. 太阴当发身黄，若小便自利者，不能发黄。至七八日，虽暴烦下利，日十余行，必自止，以脾家实，腐秽当去故也。（278）

太阴病的人吃完中药腹泻很正常。只要他腹泻以后没有不舒服，觉得轻快，就是正常的，是脾气来复的表现。太阴病的药能够补气，促进胃肠道的蠕动。比如桂枝、苍术含挥发油，是肠道疏风药，这种药会加强肠道蠕动，导致停积的宿便快速通过肠道排出来。如果患者说排便以后气短、乏力，不想吃东西，说明治疗有误。

《重订伤寒杂病论》494. 中寒，其人下利，以里虚也，欲嚏不能，此人肚中寒。（一云痛）（金匮·腹满寒疝宿食病篇）

"欲嚏不能，此人肚中寒"是说想打喷嚏打不出来。

《重订伤寒杂病论》495. 夫瘦人绕脐痛，必有风冷，谷气不行，而反下之，其气必冲；不冲者，心下则痞。（金匮·腹满寒疝宿食病篇）

以后我们再讲这条。

## 三、茯苓饮证

《重订伤寒杂病论》496.《外台》茯苓饮治心胸中有停痰宿水，自吐出水后，心胸间虚，气满不能食，消痰气，令能食。（金匮·痰饮咳嗽病篇）

茯苓饮

茯苓  人参  白术（各三两）  枳实（二两）  橘皮（二两半）  生姜（四两）

上六味，水六升，煮取一升八合，分温三服，如人行八九里进之。

茯苓饮中含有枳陈姜汤合四君子汤，此方健脾化饮，入汤加甘草少许。

## 四、枳术汤证

《重订伤寒杂病论》497. 心下坚，大如盘，边如旋盘，水饮所作，枳术汤主之。（金匮·水气病篇）

枳术汤

枳实（七枚）  白术（二两）

上二味，以水五升，煮取三升，分温三服。腹中软，即当散也。

枳术汤用枳实配白术，它是治疗太阴和阳明合病。枳实属阳明经药，白术属太阴经药。太阴、阳明更虚更实，更逆更从，所以太阴、阳明既要升清，还要降浊。清浊相干叫作乱气（《黄帝内经》）。教科书里把清、浊分得很清楚，认为实证就是个实证，实证该攻；虚证就是个虚证，虚证该补。其实张仲景没有分这么清楚。厚朴生姜半夏甘草人参汤和枳术丸并没有把实证和虚证截然分开。大家可以去看胃下垂者的立位腹部 X 线片，胃里往往有食物停积。因为胃下垂以后，胃蠕动功能减退，食物容易停积在胃里。而食物停积在胃里，加重了胃下垂，所以治疗胃下垂用枳术丸。如果认为枳术丸中白术的力度弱，可以用补中益气汤加枳实。补中益气汤加枳实就是枳术丸加人参、黄芪、升麻，增强白术升补的作用，陈皮增强枳实的作用，两组药具有相互增强的作用。例如桂枝加大黄汤，就是因为脾虚胃肠道的蠕动功能减退，形成便秘。桂枝含有挥发油，所以要用桂枝汤促进肠道蠕动；便秘会进一步抑制胃肠道蠕动，所以要用大黄。胃肠道的蠕动增强了，大便就能出来；大便通了，胃肠道的蠕动就能恢复。所以说，不需要把虚实分得那么绝对。如果你把虚实分得很绝对，是有问题的。

## 五、大建中汤证

《重订伤寒杂病论》498. 心胸中大寒痛，呕不能饮食，腹中寒，上冲皮起，出见有头足，上下痛而不可触近，大建中汤主之。（金匮·腹满寒疝宿食病篇）

大建中汤

蜀椒（二合，去汗）　干姜（四两）　人参（二两）

上三味，以水四升，煮取二升，去滓，纳胶饴一升，微火煎取一升半，分温再服，如一炊顷，可饮粥二升，后更服，当一日食糜，温覆之。

大建中汤治疗的是肠套叠。前面已经讲过了，小建中汤证对应十二指肠，理中汤证对应小肠，补中汤证对应腹部脐中。空回肠末端与大肠交接的地方，容易形成肠套叠，就是大建中汤证。

# 第二节　太阴在脏之太阴肺

讲完太阴脾，大家一般就会觉得太阴在脏已经讲完了。太阴病里太阴肺是很重要的内容。我向大家列了3个主证，其实这3个主证里有很多化裁，有很多变证。

## 一、黄芪建中加半夏汤证（补肺建中汤证）

《重订伤寒杂病论》491.虚劳里急，诸不足，黄芪建中汤主之。（于小建中汤内加黄芪一两半，余依上法。气短胸满者，加生姜，腹满者，去枣加茯苓一两半，及疗肺虚损不足，补气加半夏三两。）（《千金》疗男女因积冷气滞，或大病后不复常，苦四肢沉重，骨肉酸疼，吸吸少气，行动喘乏，胸满气急，腰背强痛，心中虚悸，咽干唇燥，面体少色，或饮食无味，胁肋腹胀，头重不举，多卧少起，甚者积年，轻者百日，渐致瘦弱，五脏气竭，则难可复常，六脉俱不足，虚寒乏气，少腹拘急，羸瘠百病，名曰黄芪建中汤，又有人参二两。）

黄芪建中加半夏汤的方名是我取的，"《千金》……又有人参二两"治疗肺气不足用黄芪建中汤加半夏三两、人参二两，还可以加浮小麦30g。这是我常用的一个方（桂枝10g，炙甘草10g，大枣10g，芍药20g，生姜10g，黄芪15g，人参6g，半夏6g，浮小麦30g），用来补肺。"疗肺虚损不足，补气加半夏三两"，不是补气加半夏，半夏不能补气，而是说治疗肺虚损不足，补肺气，可与黄芪建中汤加半夏三两主之。很多人解释半夏如何补肺气，我觉得很牵强。西医所谓肿瘤消耗恶病质，在太阴经的可以用黄芪建中汤或者黄芪建中加半夏汤，在少阴经的用炙甘草汤、薯蓣丸。如果是肺癌形成恶病质，黄芪建中加半夏汤可以用来缓解症状。其实这个方不只对肺癌恶液质能缓解症状。我给大家举个例子：一个肺癌患者，肺癌脑转移，多发转移。他身形高大，用培美曲塞加顺铂做化疗一个周期就卧床不起，然后就停止做化疗，开始吃靶向药，并且配合吃中药，持续治疗五六年。五六年以后，患者就觉得一直服用中药，肿瘤也没有治愈，而且一直服用靶向药，根本不知道中药有没有效，认为可能中药完全没效呢。他就把中药停了，单吃靶向药。半年之后，肿瘤又长了，回过头来再吃上中药，肿瘤又缩小，说明中药对他有效。这个肺癌患者是方脸，说明有少阳病，可以用小柴胡汤。另外，他有反酸烧心的症状，手心都是汗，伴有十二指肠球炎、十二指肠球部溃疡，这是太阴病。我们给他的治疗就是黄芪建中加半夏汤合黄芩、泽漆、石上柏、前胡，这些都是治疗肿瘤的套路。这是一个很难治的肺癌。一般情况下，我们治肺癌肯定会想到枇杷叶、杏仁、桔梗、百部这些宣肺止咳的药物，可是我们用的方里没有这些药。我们把《金匮要略》的泽漆汤合进去并且化裁了。黄芪、桂枝、生姜、人参就是建中汤里的药。我只是合上一些治疗肺癌的特异性药物。大家可能很少用建中汤去治肺癌，其实只要把《伤寒杂病论》条文吃透了，就能够娴熟地运用。"脉沉者，泽漆汤主之。"我们知道寸脉沉于尺脉，这是肺癌的脉，泽漆汤是中医治疗肺癌的一个专方，泽漆汤有泽漆、紫参（一作紫菀），其实我们考证出泽漆汤中的紫参就是石见穿。石见穿、泽漆是治疗肺癌的专药，白前也有抗肺癌的作用，现代药理证实这3味药都是治疗肺癌的药。在这3个药的基础上，再加人参、桂枝、甘草、生姜、半夏，就含有黄芪建中加半夏汤。少阳热气促进肿瘤生长，里面有黄芩杀它生生之气。我们只不过在泽漆汤的基础上加了白芍、黄芪。由于没有白前这味中药，就用前胡代替。这个人出现烧心、空腹疼、夜间疼、不耐饥饿，可以加芍药，取小建中汤意。化疗之后血象低，可以加大枣。肝气郁结，加生麦芽30g代替饴糖。

所以说张仲景的六经辨病是比较全面的。

## 二、小青龙汤及其化裁

### 1. 小青龙汤证

《重订伤寒杂病论》95. 伤寒表不解，心下有水气，干呕发热而咳，或渴，或利，或噎，或小便不利，少腹满，或喘者，小青龙汤主之。（40）

小青龙汤

麻黄（去节）　芍药　细辛　干姜　甘草（炙）　桂枝（去皮，各三两）　五味子（半升）　半夏（洗，半升）

上八味，以水一斗，先煮麻黄，减二升，去上沫，纳诸药，煮取三升，去滓，温服一升。若渴，去半夏，加栝蒌根三两；若微利，去麻黄，加荛花，如一鸡子，熬令赤色；若噎者，去麻黄，加附子一枚，炮；若小便不利，少腹满者，去麻黄，加茯苓四两；若喘，去麻黄，加杏仁半升，去皮尖。且荛花不治利，麻黄主喘，今此语反之，疑非仲景意。

小青龙汤证是太阳与太阴同病，是心下有水气，新感引动伏饮。小青龙汤证本质是一个太阴病，没有发作时属太阴病缓解期，急性发作期属太阳病。如果不是太阴病，没有伏饮，就不会表现为小青龙汤证。所以小青龙汤是干姜、细辛、五味子加桂枝、芍药、甘草、半夏，再加一个发表的麻黄。根据太阴阳明论，上焦食管属太阴肺，下面是阳明胃，再下面是太阴脾，再下面是阳明大肠。小青龙汤偏向于治疗功能性疾病，治疗食管癌用小青龙汤，短期内可用来缓解症状，长期用它不行。食管癌患者吞咽梗阻之后，吐出很多白色黏液，其实是消化液或食管分泌物，就像咳出的痰一样。"若噎者，去麻黄，加附子一枚，炮。"因为没有外感，没有表证，就去麻黄加附子。这个病的特点就是新感引动伏饮，它的本质是一个太阴病。所以小青龙汤不光可以治咳嗽，还能治溢饮，治妇人吐涎沫。小青龙汤能够治疗痰液清稀，最核心的就是里面的干姜抑制腺体分泌。如果患者表现为痰液黏稠，则不能用小青龙汤，用了之后痰很难咳出，木火刑金导致的肺病不能用小青龙汤。小青龙汤里抑制腺体分泌最明显的是干姜，其次是半夏，所以治小柴胡汤证"口渴者去半夏"。半夏抑制腺体分泌，能燥湿化痰，但是用后能立竿见影的是干姜。大家可以试验一下，用 30g 干姜熬一碗水喝下去，一定会感觉非常口干，这样就能体会到干姜抑制腺体分泌的作用。

### 2. 小青龙加石膏汤证

《重订伤寒杂病论》100. 肺胀，咳而上气，烦躁而喘，脉浮者，心下有水，小青龙加石膏汤主之。（《千金》证治同，外更加胁下痛引缺盆。）（金匮·肺痿肺痈咳嗽上气病篇）

小青龙加石膏汤

麻黄　芍药　桂枝　细辛　甘草　干姜（各三两）五味子　半夏（各半升）　　石膏（二两）

上九味，以水一斗，先煮麻黄，去上沫，纳诸药，煮取三升。强人服一升，羸者减之，日三服，小儿服四合。

小青龙汤证转阳明的一个早期表现是烦躁。患者一烦躁，就表明已经化热，需要加石膏。"烦躁"说明已经发生高动力循环和交感神经兴奋，随后就会出现发烧、咳吐脓痰、黏稠痰、黄痰等，所以加石膏。小青龙汤证的患者还没有表现为咳吐黄痰，刚刚表现为坐卧不安，如果不及时处理，一两天之后，他就合并感染咳吐黄痰，这时交感神经兴奋性已经增加了，合并感染时应加石膏。

### 3. 小青龙汤变证

小青龙汤证发完汗以后有以下几种变化：

（1）茯苓桂枝五味子甘草汤证

《重订伤寒杂病论》101. 青龙汤下已，多唾，口燥，寸脉沉，尺脉微，手足厥逆，气从小腹上冲胸咽，手足痹，其面翕热如醉状，因复下流阴股，小便难，时复冒者，与茯苓桂枝五味子甘草汤，治其气冲。（金匮·痰饮咳嗽病篇）

桂苓五味甘草汤

茯苓（四两）　桂枝（去皮，四两）　甘草（炙，三两）　五味子（半升）

上四味，以水八升，煮取三升，去滓，分三温服。

茯苓桂枝五味子甘草汤就是苓桂术甘汤去白术加五味子。这个方大家基本用不到。一个青年中医学者问我，说临床中用小青龙汤治疗慢性支气管炎和肺气肿都有效，但是用小青龙汤发汗以后，咳嗽好了十之七八，不敢再用小青龙汤发汗。接下来应该怎么办呢？青龙汤变证就可用苓桂术甘汤去白术加五味子，"其面翕热如醉状"加五味子收敛。

（2）苓甘五味姜辛汤证

《重订伤寒杂病论》102. 冲气即低，而反更咳，胸满者，用桂苓五味甘草汤，去桂加干姜、细辛，以治其咳满。（金匮·痰饮咳嗽病篇）

苓甘五味姜辛汤

茯苓（四两）　甘草　干姜　细辛（各三两）　五味子（半升）

上五味，以水八升，煮取三升，去滓，温服半升，日三服。

"冲气即低"用桂苓五味甘草汤，去桂枝加干姜、细辛，治其咳满。这就是小青龙汤发表以后，去了麻黄、桂枝。

（3）桂苓五味甘草去桂加干姜细辛半夏汤证

《重订伤寒杂病论》103. 咳满即止，而更复渴，冲气复发者，以细辛、干姜为热药也，服之当遂渴，而渴反止者，为支饮也。支饮者，法当冒，冒者必呕，呕者复纳半夏，以去其水。（金匮·痰饮咳嗽病篇）

桂苓五味甘草去桂加干姜细辛半夏汤

茯苓（四两）　甘草　细辛　干姜（各二两）　五味子　半夏（各半升）

上六味，以水八升，煮取三升，去滓，温服半升，日三服。

苓桂五味甘草去桂加干姜细辛半夏汤就是姜辛味夏加茯苓、甘草。

（4）苓甘五味加姜辛半夏杏仁汤证

《重订伤寒杂病论》104. 水去呕止，其人形肿者，加杏仁主之。其证应纳麻黄，以其人遂痹，故不纳之。若逆而纳之者，必厥。所以然者，以其人血虚，麻黄发其阳故也。（金匮·痰饮咳嗽病篇）

苓甘五味加姜辛半夏杏仁汤

茯苓（四两）　甘草（三两）　五味子（半升）　干姜（三两）　细辛（三两）　半夏（半升）　杏仁（去皮尖，半升）

上七味，以水一斗，煮取三升，去滓，温服半升，日三服。

姜辛味夏加茯苓、甘草，还加杏仁。

小青龙汤发汗以后有几个变化。第一，用完小青龙汤以后化热了，用小青龙加石膏汤。第二，发汗以后，不能再发汗了，但是咳嗽还没有完全好，可用苓甘五味加姜辛半夏杏仁汤。第三，"心下悸、头眩、身𥆧动，振振欲擗（一作僻）地者"用真武汤。本来是少阴病的麻黄细辛附子汤证，不是太阴病，但是却给患者用了小青龙汤，患者会出现哮喘持续状态。他已经发过汗，不能再去发汗了，就用真武汤救逆。

我再给大家讲讲：慢性支气管炎、肺气肿除了表现为太阴病——小青龙汤证，还表现为少阴病——麻黄细辛附子汤证、麻黄附子甘草汤证，如果用小青龙汤发汗，可以出现逆证，出现"心下悸、头眩、身𥆧动，振振欲擗（一作僻）地者"咳喘加重，用真武汤救逆。我 20 来岁的时候就遇见过两次这种情况，患者吃完小青龙汤以后出现逆证，用真武汤救逆。真武汤加减法："若咳者，加五味子半升，细辛一两，干姜一两。"就是真武汤加姜、辛、味。哮喘可以由外感引动伏饮：心下有留饮，这个留饮可以是由于太阴脾虚引起的留饮，也可以是由于少阴阳虚引起的留饮。假如这个留饮是由于少阴阳虚引起的，不应该用小青龙汤。如果用了小青龙汤，患者出现哮喘持续状态，可以用真武汤加姜、辛、味去救逆。假如当时患者就是一个太阴病，用小青龙汤发完表以后没有痊愈，就用苓甘五味加姜辛半夏杏仁汤做后续处理。如果患者不是哮喘持续状态，而是一个普通的慢性支气管炎，用完小青龙汤之后还有一些咳嗽伴痰涎，说明患者兼有肾虚，给他合上金水六君煎，咳嗽很快就能止住。

（5）苓甘五味加姜辛半杏大黄汤证

《重订伤寒杂病论》105. 若面热如醉，此为胃热上冲，熏其面，加大黄以利之。（金匮·痰饮咳嗽病篇）

苓甘五味加姜辛半杏大黄汤

茯苓（四两）　　甘草（三两）　　五味子（半升）　　干姜（三两）　　细辛（三两）　　半夏（半升）　　杏仁（半升）　　大黄（三两）

上八味，以水一斗，煮取三升，去滓，温服半升，日三服。

如果出现"胃热上冲"，就在苓甘五味加姜辛半杏的基础上加大黄，大黄配干姜，这就是太阴阳明同病。我们知道肺病者常常便秘，因为肺与大肠为表里，慢性支气管炎、肺气肿的特点就是脾虚有留饮，导致疾病反复发作。慢性支气管炎、肺气肿在急性发作期，由于肺气不能肃降，导致便秘，便秘就加大黄。附子、细辛可以配大黄——大黄附子汤，干姜也可以配大黄。其实《伤寒杂病论》有很多配伍方法，只是我们读不出来。你读不出来，就不知道真武汤可以合上姜、辛、味，真武汤合姜、辛、味治疗阳虚饮泛的咳嗽、咳喘很有效。苓甘五味加姜辛半杏大黄汤可以治便秘。其实都是书中的原文，只是我们在读的时候要把它提炼出来。《灵枢·邪气脏腑病形》篇："面热者，足阳明病。"此条"若面热如醉，此为胃热上冲，熏其面。"所以我一直认为张仲景是读过《黄帝内经》的，他在《伤寒论》序里面也说他读过《黄帝内经》。李东垣的《脾胃论》说："胃虚则火邪乘之而生大热，有时而显火上行，独燎其面。"《伤寒杂病论》说："头重不举，多卧少起。"李东垣的《脾胃论》继续发挥："饮食不节则胃病，胃病则气短精神少。"其实这些就是说《黄帝内经》《伤寒杂病论》和各家是相通的。阳明病的一个特点是体内高动力循环，容易引起面色潮红。面色潮红有几个原因：第一，阳明病高动力循环，引起面色潮红；第二，阴虚的人由于皮质激素昼夜节律紊乱，当他手心潮热时，面就开始潮红，潮热就是一阵儿一阵儿地红；第三，肝阳上亢的人容易面色潮红，血压高，上部血管扩张。

"面热者，足阳明病。"面热者也不见得都从阳明去治。

"面色反有热色者，未欲解也，以其不能得小汗出，身必痒，宜桂枝麻黄各半汤。"这告诉我们"面热者"用桂枝麻黄各半汤，"身必痒"是由于组织胺释放，导致血管扩张，这是一个过敏性疾病。《重订伤寒杂病论》105 条说的是咳喘，这两个"面热"不是一个病。过敏性疾病组织胺释放导致血管扩张，一般的组织胺释放是在局部，很少引起远处的血管扩张。大家看到痒的时候皮肤是红的。

大量的组织胺释放，导致血管扩张，表现为面红，但这个面红肯定不能用苓甘五味加姜辛半杏大黄汤。因为痒，治痒就抗组织胺释放，抗他的过敏。"以其不得小汗出，身必痒"桂枝麻黄各半汤把两个抗过敏的方合在一起。这两条根本不沾边，说的完全不是一回事儿。

我们需要把《伤寒杂病论》的条文前后比较，只有在比较之中才不会学迷糊。《黄帝内经》说："面热者，足阳明病。"怎么可能用桂枝麻黄各半汤呢？应该用白虎汤或者承气汤，但也不是这么绝对的，不是说所有的面热都是足阳明病，应该说足阳明病者可以出现面热。所以说中医的有些表述是缺少逻辑思维的。昨天我和一个非常热爱中医的朋友聊到很晚，他也是很有影响的人，进了这个行业以后，一腔热血，最后完全失望。中医的学术思想，从《黄帝内经》开始，就说话不严谨。东方的象思维是发散的，中医在其理论形成时没有受逻辑思维的训练，思维是发散的。第一，中医学术中"火""气"是生活的概念，没有形成科学概念。第二，中医没有逻辑推导，我们学习自然科学接触了公理，公理构建了整个自然科学的体系。但是你翻开我们的中医书，哪一条都是公理，它没有推导的过程。"面热者，足阳明病"不应是一见面热就从足阳明去治，是说有一部分面热属于阳明病。还有更夸张的，李东垣说："脾胃内伤，百病由生。"那就是所有的病都可以治脾。我还曾听一个大专家讲："你们治肿瘤啊，一气周流，百病不生，小柴胡汤主之。"我说坏了，这可是大学者，让学生用小柴胡汤治疗所有的癌症。"一气周流，百病不生"那我们还学什么呢？一天就可以学完了，治疗所有的病都用"一气周流，百病不生"，那样学中医太容易了，一个小时就可以当大夫了。大家发现没有，其实这是缺少科学精神的，学习中医一定要有科学精神。

老子、孔子和亚里士多德诞生在同一时期。亚里士多德诞生的年代等同于诸子百家时期。那个时候，东方的象思维高度发展，中国的思维整个是寄于象思维，包括我们的文字，都是象形文字。西方的亚里士多德构建了一门学科叫逻辑学——形式逻辑学，把逻辑学运用到各个自然学科，构建了物理、数学、化学。所以我们学数学是有证明题的，有大前提、小前提，它是建立在逻辑学基础上的。我认为以后我们太湖大学可以开两门课：第一，科学通论；第二，逻辑学概论。

### 4. 射干麻黄汤证

《重订伤寒杂病论》240. 咳而上气，喉中水鸡声，射干麻黄汤主之。（金匮·肺痿肺痈咳嗽上气病篇）

射干麻黄汤

射干（十三枚，一法三两）　麻黄（四两）　生姜（四两）细辛　紫菀　款冬花（各三两）　　五味子（半升）　　大枣（七枚）半夏（大者，洗，八枚，一法半升）

上九味，以水一斗二升，先煮麻黄两沸，去上沫，纳诸药，煮取三升，分温三服。

射干麻黄汤与小青龙汤的区别是什么呢？小青龙汤治的是慢性支气管炎，而射干麻黄汤治的是"咳而上气，喉中水鸡声"，即指支气管哮喘，就是这个区别。射干能够扩张支气管，射干麻黄汤就用了扩张支气管的药物。射干麻黄汤本身就是一个小青龙汤的变方，比小青龙汤多了一点儿化痰药而已。射干麻黄汤证是因外感引发，用射干麻黄汤治疗支气管哮喘的特点是不能使痰太稠，所以它用了生姜，没有用干姜。干姜抑制腺体分泌的作用非常强，容易导致痰不好咳，引起哮喘持续状态，故就把干姜换成了生姜，加了个射干。射干麻黄汤为什么用大枣呢？中医说大枣健脾，其实在西医看，大枣是个免疫抑制剂，它能够缓急，治疗支气管痉挛。用射干扩张支气管，生姜防止痰太稠，紫菀、款冬花润肺，这些都是防止痰稠，痰稠会引起哮喘持续状态。

《重订伤寒杂病论》242. 上气喘而躁者，属肺胀，欲作风水，发汗则愈。（金匮·肺痿肺痈咳嗽上气病篇）

"欲作风水"指肺心病导致心衰，也就是说肺胀包括肺气肿和肺心病。肺气肿"上气喘而燥者"是肺胀，持续的肺气肿会引起风水——肺心病，引起心衰。所以肺胀包括肺气肿和肺心病。肺心病是在肺气肿的基础上发展而来的——慢性支气管炎到肺气肿再到肺心病。

### 5. 厚朴麻黄汤证

《重订伤寒杂病论》244. 咳而脉浮者，厚朴麻黄汤主之。（金匮·肺痿肺痈咳嗽上气病篇）

厚朴麻黄汤

厚朴（五两）　麻黄（四两）　石膏（如鸡子大）　杏仁（半升）　半夏（半升）　干姜（二两）　细辛（二两）　小麦（一升）　五味子（半升）

上九味，以水一斗二升，先煮小麦熟，去滓，纳诸药，煮取三升，温服一升，日三服。

厚朴麻黄汤和泽漆汤表现为一个脉沉，一个脉浮。厚朴麻黄汤用了石膏，与小青龙汤相比，我个人在临床上用得更多的是厚朴麻黄汤。这有两个原因：第一，厚朴麻黄汤有石膏，能够防止化热。慢性支气管炎肺气肿的特点就是感冒以后继发细菌感染，然后住院输抗生素，它最后是一定会化热的，一定是在病毒感冒的基础上继发细菌感染。而厚朴麻黄汤有个好处是它的处方里有石膏。第二，它有厚朴，厚朴的特点是能够扩张支气管止咳，还能下气，促进消化道的运动。随着麻黄剂量的增加，患者会不想吃东西，而厚朴和麻黄配伍，可以拮抗麻黄的作用，厚朴五两、麻黄四两。如果用小青龙汤，麻黄剂量大了以后，有的患者心慌，不舒服，不想吃东西。麻黄能够增加交感神经的兴奋性，交感神经兴奋性增高以后就表现为心慌；而石膏本身是个凉性的药物，能够降低交感神经的兴奋性。所以厚朴麻黄汤有两个拮抗副作用的配伍：第一，用了麻黄心慌，这里有石膏，又能够防止发生细菌感染；第二，用了麻黄肚子胀，这里有厚朴，而厚朴本身又能够下气治咳嗽。所以我个人更多地用厚朴麻黄汤，比小青龙汤用得多。厚朴麻黄汤更安全一点儿，小青龙汤更专，单刀直入。我们现在中医的门诊快速运转，接触同一个患者的机会少，我不可能让患者在门诊待着，也不可能给他3天换一个方，所以开处方时就考虑得更多一些。

### 6. 续命汤证

《重订伤寒杂病论》234.《古今录验》续命汤：治中风痱，身体不能自收，口不能言，冒昧不知痛处，或拘急不得转侧。（姚云：与大续命同，兼治妇人产后去血者，及老人、小儿。）（金匮·中风历节病篇）

续命汤

麻黄　桂枝　当归　人参　石膏　干姜　甘草（各三两）　川芎（一两）　杏仁（四十枚）

上九味，以水一斗，煮取四升，温服一升，当小汗，薄覆脊，凭几坐，汗出则愈。不汗，更服，无所禁，勿当风。并治但伏不得卧，咳逆上气，面目浮肿。

续命汤也是个太阴病的方。续命汤"并治但伏不得卧，咳逆上气，面目浮肿"。"咳逆上气，面目浮肿"指的是慢性肺气肿、肺心病急性发作。治疗慢性肺气肿、肺心病急性发作，续命汤比小青龙汤和厚朴麻黄汤好。续命汤既有当归、川芎养血，人参、干姜扶正，这是治本，还有麻黄、杏仁、桂枝、甘草。肺气肿、肺心病急性发作，用麻黄、杏仁、桂枝、甘草发表止咳，治疗外感；感冒几天后细菌感染，化热用石膏退热，人参配石膏就是白虎加参汤，治疗气虚的人合并细菌感染，这是张仲景的套路。干姜能够化痰，抑制腺体分泌。肺气肿、肺心病恢复时都有肺组织结构的重建过程，慢性疾病需要复形质，所以续命汤比小青龙汤、厚朴麻黄汤要周详。也就是说一个慢性支气管炎、肺气肿、肺心病患者，不是以急性发作的典型外感症状为主，用续命汤效果是最好的。换言之，疾病有急性发作期，有慢性迁延期，有缓解期，当它进入慢性迁延期，用续命汤治疗最好，标本兼治。续命汤既有当归、川芎、人参、干姜治本，又有麻黄汤治标，还加石膏截断，防止进入迁延期以后再次细菌感染，又急性发作。

续命汤"兼治妇人产后去血者，及老人、小儿"。当治疗慢性支气管炎、肺气肿时，假如治的是个女性（女性每个月都要流经血，气血虚），还有小孩、老人，更适合用续命汤，而不是小青龙汤或厚朴麻黄汤，续命汤更加温和。续命汤还可以治疗中风，麻黄是一个交感神经递质，麻黄和针灸的作用一样，都是通过交感神经递质来刺激肌肉的兴奋性。续命汤治疗中风患者用麻黄和针灸、推拿本质上是没有太大区别，当然操作上有区别。然后用人参、干姜促进肌肉细胞的营养与生长，又有当归、川芎养血。中风以后患者长期卧床，一个很重要的变化是继发肺部感染，续命汤里有石膏，可防止继发细菌感染。续命汤有当归、川芎养血，人参、干姜扶正补脾促进肌肉生长，防止肌肉萎缩，再加麻黄、杏仁、桂枝、甘草——交感神经递质刺激神经系统，加石膏退热，防止继发肺部感染。续命汤用于治疗中风，也是一个比较完善的处方。

### 7. 甘草干姜汤证

《重订伤寒杂病论》499. 问曰：热在上焦者，因咳为肺痿。肺痿之病，从何得之？师曰：或从汗出，或从呕吐，或从消渴，小便利数，或从便难，又被快药下利，重亡津液，故得之。曰：寸口脉数，其人咳，口中反有浊唾涎沫者何？师曰：为肺痿之病。若口中辟辟燥，咳即胸中隐隐痛，脉反滑数，此为肺痈，咳唾脓血。脉数

虚者为肺痿，数实者为肺痈。（金匮·肺痿肺痈咳嗽上气病篇）

肺痿要跟支气管扩张、肺脓肿相区别。"口中辟辟燥，咳即胸中隐隐痛，脉反滑数"这是肺痈，慢性支气管扩张或者说肺脓肿。治疗肺痿的处方是甘草干姜汤。

《重订伤寒杂病论》500. 肺痿吐涎沫而不咳者，其人不渴，必遗尿，小便数。所以然者，以上虚不能制下故也。此为肺中冷，必眩，多涎唾，甘草干姜汤以温之。若服汤已渴者，属消渴。（金匮·肺痿肺痈咳嗽上气病篇）

甘草干姜汤方

甘草（炙，四两）　干姜（炮，二两）

上㕮咀，以水三升，煮取一升五合，去滓，分温再服。

这条在说干姜能够抑制腺体的分泌，是太阴病的主药。它能够抑制尿液的形成，所以能够治遗尿。干姜抑制腺体分泌：第一，能够治疗口水多，比如理中丸证"喜唾不了了"。第二，能治疗鼻腔分泌物增加。第三，能够治疗遗尿，它治的遗尿不是我们肾虚的遗尿，治肾虚的遗尿没效，肾虚的遗尿尤其表现在肾小管的重吸收减少，常常表现为晚上尿多，患者睡不到天亮就被憋醒了。甘草干姜汤治白天遗尿多。第四，可以抑制消化道腺体的分泌，表现为自利，大便稀溏。第五，可以抑制呼吸道腺体的分泌，小青龙汤治咳吐清稀痰。只要我们掌握到干姜抑制腺体分泌的这个规律，不管在哪个部位，都可以用干姜。治口水多，用甘草干姜汤；治痰液清稀，用干姜、细辛、五味子；治大便稀溏，用干姜、白术、人参、甘草；治口水多，"喜唾不了了"，用干姜。

《重订伤寒杂病论》501. 夫中寒家，喜欠，其人清涕出，发热色和者，善嚏。（金匮·腹满寒疝宿食病篇）

这个还是用干姜。其实像这类疾病，如果你想发表，就用干姜加麻黄。如果你觉得还兼有肾虚，传到少阴了，用干姜再加附子，随证选用。比如太少两感证，我们可以用麻黄细辛附子汤，但是用了麻黄细辛附子汤效果还是不明显，如果明显看到患者舌质胖大，有齿痕，就可以用甘草干姜汤，甘草和干姜的比例为 2∶1，分泌物增加的症状就会显著减少，这就是利用干姜抑制腺体分泌的作用。

### 8. 生姜甘草汤证

《重订伤寒杂病论》502.《千金》生姜甘草汤：治肺痿咳唾，涎沫不止，咽燥而渴。(金匮·肺痿肺痈咳嗽上气病篇)

生姜甘草汤

生姜（五两）　人参（三两）　甘草（四两）　大枣（十五枚）

上四味，以水七升，煮取三升，分温三服。

生姜甘草汤治肺痿咳唾，涎沫不止，咽燥而渴。它用的就是生姜、人参、甘草、大枣，没有用干姜。因为干姜能够强烈地抑制消化道腺体的分泌，加重患者口渴。

总结：前面我们最主要的就是给大家讲了一段关于太阴在脏——太阴肺的问题，其实就是小青龙汤证的各种变证。小青龙汤证的各种变证本质上是甘草干姜汤证。小青龙汤的变证大多以甘草干姜汤为基础，这是太阴肺病治疗的一个基本思路。如果单纯痰液清稀而多，可以用甘草干姜汤。但是患者常常伴有咳嗽，伴有气道高反应性，慢性支气管炎、慢性哮喘都伴有气道高反应性，可以用细辛和五味子。其实从西医来看，这两个药物是免疫抑制剂，能够降低气道的高反应性。患者伴有咳嗽，可加半夏、杏仁；痰饮多，则加茯苓、陈皮；如果还伴有感冒，加麻黄、桂枝；如果是慢性疾病，就要复形质加当归、川芎；防止继发细菌感染可加石膏；气虚，可加人参增强免疫力。把这个套路掌握了，就没有必要去背这些方。

# 第四章　太阴虚劳

《金匮要略·虚劳病》篇讲了太阴虚劳、少阴虚劳、厥阴干血劳。我们这里就单纯讲太阴虚劳。

## 一、太阴虚劳脉证

《重订伤寒杂病论》729. 劳之为病，其脉浮大，手足烦，春夏剧，秋冬瘥，阴寒精自出，酸削不能行。（金匮·血痹虚劳病篇）

"劳之为病，其脉浮大"，虽然脉大，但一定是大而无力。"手足烦，春夏剧，秋冬瘥，阴寒精自出，酸削不能行"是指太阴虚劳的患者夏天最难受。凡是夏天犯病的虚证，好多是太阴虚劳，还有阴虚。"阳气者，烦劳则张"，太阴气虚虚劳的人，由于夏天气温高，人体基础代谢增强，会消耗更多的能量，但是他又气虚，所以表现为"烦劳则张"。这种人夏天必须睡午觉，如果不睡午觉，到了下午就会发生中气下陷，可能表现为气虚生大热，手足烦热，体温上升，头晕。这就是太阴虚劳的表现。"秋冬瘥"是指到了秋冬症状就会减轻。到了秋冬基础代谢降低，气虚的症状反而减轻。"阴寒精自出"——一般认为"阴寒精自出"是少阴病，需要补肾。如果补肾不见效，可以考虑是太阴病。早泄不一定要补肾，可以泄肝，比如柴妙饮证。还有一种早泄患者，他的交感神经虚性亢进，就容易早泄。交感神经实性亢进是柴妙饮证，它是一个实证。交感神经虚性亢进是小建中汤证，也能引起早泄。西医延长性交时间的办法比如用普鲁卡因局部涂搽，起到局部麻醉的作用，这样使交感神经的兴奋性降低，性交的敏感度降低，快感低了，性交时间也就长了。交感神经亢进，容易出现同房时间短，精自出。"阴寒"——有的患者龟头凉，阴囊凉。"酸削不能行"是指消瘦。小建中汤证为什么出现消瘦？因为交感神经亢进，分解代谢增强，合成代谢不足，所以实在长不胖的人，你还可以给他试试小建中汤。小建中汤就有增肥的作用。

《重订伤寒杂病论》732. 男子面色薄者，主渴及亡血，猝喘悸，脉浮者，里虚也。（金匮·血痹虚劳病篇）

这里的"脉浮"是浮大无力，主里虚。"猝喘悸"是指这种人干不得活，搬个砖就表现出心慌短气。这种男人面色薄，皮肤跟女人似的。这种太阴病望诊学特点表现为：典型的小建中汤证的人比正常人的脑袋圆。如果是典型的少阳证，头型偏方。国字脸的人，多数都有少阳证。圆脸的人皮肤代谢增强，皮肤很细腻，表现为面色薄。

《重订伤寒杂病论》724. 夫男子平人，脉大为劳，极虚亦为劳。（金匮·血痹虚劳病篇）

虚劳可以表现为大而无力的脉（阳气失于固摄），也可以表现为虚弱的脉（脉沉小迟，名脱气），也就是说太阴病既可以表现为大脉，也可以表现为沉小迟脉。其实不管什么脉，只要记住一条——太阴之为病，脉弱，这就是它的核心。出现浮大脉，说明阳气失于固摄，要用芍药收敛，就这些区别。

《重订伤寒杂病论》733. 脉沉小迟，名脱气，其人疾行则喘喝，手足逆寒，腹满，甚则溏泄，食不消化也。（金匮·血痹虚劳病篇）

"其人疾行则喘喝"是说跑两步就上气不接下气。按照道家的说法：太阳炼气，太阴炼形。对于太消瘦的人，可以从太阴去治；对于虚胖的人，可以从太阳去治。那种没有轮廓的女性，就用葛根汤从太阳去发表利尿，吃完两三个月，她的线条感就有了。因为湿重导致水肿，皮下脂肪多，所以体型没有线条感就用葛根汤治疗。唐代的女性是以胖为美吗？不是的，你去看龙门石窟的雕像，线条非常有张力。证明唐代的女性是以丰满为美。肥胖和丰满这是两个概念，绝对不同。宋代仿唐的塑像就给人肥腻之感，它造不出唐代塑像的那种张力来。

## 二、太阴虚劳病证

太阴虚劳有桂枝加龙骨牡蛎汤证、黄芪桂枝五物汤证、甘姜苓术汤证和补中汤证。

### 1. 桂枝加龙骨牡蛎汤证

《重订伤寒杂病论》503. 夫失精家，少腹弦急，阴头寒，目眩（一作目眶痛），发落，脉极虚芤迟，为清谷，亡血，失精。脉得诸芤动微紧，男子失精，女子梦交，桂枝加龙骨牡蛎汤主之。

桂枝加龙骨牡蛎汤方（《小品》云：虚羸浮热汗出者，除桂加白薇、附子各三分，故曰二加龙骨汤。）（金匮·血痹虚劳病篇）

桂枝加龙骨牡蛎汤

桂枝　芍药　生姜（各三两）　甘草（二两）　大枣（十二枚）　龙骨　牡蛎（各三两）

上七味，以水七升，煮取三升，分温三服。

桂枝加龙骨牡蛎汤属于太阴病太阴虚劳方。"夫失精家"——我们一般会认为是肾虚，肾虚才失精。大家要记住，这是小建中汤证的典型特征，交感神经虚性亢进导致同房时间短，而且容易滑精。其实阴茎勃起容易受环境的影响，性冲动比较频繁，勃起很容易，但是硬度不够，不持久，性交时间短，所以是虚性亢进。"少腹弦急"——我们进行腹诊，腹肌是紧张的。"阴头寒"是指龟头凉。"目眩（一作目眶痛）"指在没有外感的情况下，正常的情况下目眶痛的人，属于太阴虚劳建中汤证。"发落"就是掉头发。掉头发常见两种原因：①柴妙饮证，发际高，说明性激素水平有问题。②小建中汤证的发落，这种发落均匀，头发整体就少。小建中汤证的发落是头发细、头发少、发如枯草。"脉极虚芤迟，为清谷，亡血，失精"："清谷"就是腹泻；"亡血"就是失血，女性因为经血的原因，亡血较多；"失精"指男性的遗精，小白脸型的人多失精。"脉得诸芤动微紧，男子失精，女子梦交。"芤脉就有失精，因为精血亏虚，摸着脉就是芤脉，关键还有动脉，独滑谓之"动"，有人说关脉如豆，就是动脉，那是胃癌的脉。如果你摸到尺脉是一个动脉，就是只有尺脉滑，摸着就像一个豆子在指下，关脉、寸脉都不滑，这就是一个动脉，提示有外邪。我们讲心阳虚的时候，给大家讲过"寸口脉动为弱"，这种人心阳虚，动则为惊，弱则为悸。这种人平时是心悸的，动则为惊，说的是如果你摸着患者的左手寸脉没有力度，像个豆子在那里打旋，这种人容易受惊心悸。为什么会是动脉呢？因为尺脉芤，寸口脉动而弱，尺脉芤而动，芤指的是失精，"弱"和"悸"是一样的，一个在心，一个在肾。失精正是因为"男子失精，女子梦交"。"梦交"肯定要梦见什么东西才"交"，所以他会做一些奇奇怪怪的梦，甚至会做一些噩梦。但凡摸着动脉，这个人身上都有外邪。动脉在《伤寒杂病论》叫作阴阳搏，它其实是两个脉在那里搏动，一个脉浮起来，一个脉沉下去，你摸着就是一个滑脉，见于一部叫作动脉。人为阳，身上还有阴脉，所以才会出现动脉，这是他有外邪。外邪如果在寸脉上，就是"寸口脉动而弱"；如果在关脉上，就是"关脉厥厥动摇"；如果在尺脉上，"脉则诸芤动微紧，男子失精，女子梦交，桂枝加龙骨牡蛎汤主之。"所以摸到尺脉芤而动的人，你就问他晚上做什么梦，有没有遗精，跟谁梦交。他有时候会告诉你一些奇奇怪怪的东西，用桂枝加龙骨牡蛎汤主之。如果在这个方基础上加一些祛外邪的药物，见效会更快。这个方还是针对"脉芤"而言的，而针对"脉动"，这个方的力量比较弱。《伤寒杂病论》里有很多很隐秘的东西，你不仔细读是读不懂的。阳虚发热除桂枝加附子、白薇，这就不是太阴病而是少阴病了。

## 2. 黄芪桂枝五物汤证

《重订伤寒杂病论》504. 问曰：血痹病从何得之？师曰：夫尊荣人骨弱肌肤盛，重因疲劳汗出，卧不时动摇，加被微风，遂得之。但以脉自微涩，在寸口，关上小紧，宜针引阳气，令脉和，紧去则愈。（金匮·血痹虚劳病篇）

黄芪桂枝五物汤

黄芪（三两）　芍药（三两）　桂枝（三两）　生姜（六两）大枣（十二枚）

上五味，以水六升，煮取二升，温服七合，日三服。（一方有人参）

"问曰：血痹病从何得之？师曰：夫尊荣人，骨弱肌肤盛。"为什么"尊荣人骨弱肌肤盛"？因为食物丰富，干活少，长一堆肉，他就骨弱肌肤盛。"重因疲劳汗出，卧不时动摇，加被微风，遂得之。但以脉自微涩，在寸口、关上小紧，宜针引阳气，令脉和，紧去则愈。"这怎么与建中汤区别呢？建中汤治的是形体酸削，面色薄。黄芪桂枝五物汤治的是尊荣人，骨弱肌肤盛。太阴病的人不是都消瘦，脾虚水湿停留，当然也有很多胖人。所以建中汤证和黄芪桂枝五物汤证是不一样的。我们怎么判断水湿是否停留呢？首先看面色是否浮；还可以看舌头，舌和牙齿是匹配的，只要舌头肿大，有齿痕，就有水湿停留；不光舌头和牙齿是匹配的，舌头的大小和牙床、两颊和牙床也是匹配的，两颊有齿痕是两颊肿了往里挤牙齿，舌头有齿痕，是舌头肿了，往外挤牙齿。黄芪桂枝五物汤可以用来治血痹、神经炎这类疾病。

### 3. 甘姜苓术汤证

《重订伤寒杂病论》506. 肾着之病，其人身体重，腰中冷，如坐水中，形如水状，反不渴，小便自利，饮食如故，病属下焦。身劳汗出，衣（一作表）里冷湿，久久得之。腰以下冷痛，腹重如带五千钱，甘姜苓术汤主之。（金匮·五脏风寒积聚病篇）

甘草干姜茯苓白术汤

甘草　白术（各二两）　干姜　茯苓（各四两）

上四味，以水五升，煮取三升，分温三服，腰中即温。

这里的腰痛，是指肾着之病。少阴病的特点是口渴，这里的"反不渴"，不光是"反不渴"，而且"小便自利"，自利不渴属太阴，处方里面有干姜。甘姜苓术汤治疗的是肾着病，可以治太阴寒湿引起的腰痛。治疗腰痛，你肯定想到用金匮肾气丸或者独活寄生汤。如果用了不见效，可以用甘姜苓术汤，再不见效，还可以活血，用了还不见效，还可以疏肝。有一年我爸爸腰痛，我表爷给他开四逆散，效果也很好。因为那时我爸爸的症状是睡到后半夜，越睡越难受，腰痛得不能睡了。半夜的时候就是少阳当令，所以我表爷给他开了四逆散，就很有效，疏肝也能缓解腰痛。甘姜苓术汤治疗的腰痛是带脉病引起的，"腰中冷，如坐水中"。此方特别适合于治疗女性白带过多。干姜抑制腺体分泌，能够减少白带的量，白带黄臭，则不适合用此方。比如咳黄痰、脓痰，不能用小青龙汤，也是一样的道理，不外乎一个是痰，一个是女性的白带。如果你用干姜抑制白带的分泌，效果还不好，伴有免疫力低下导致的霉菌感染，可以加人参；如果雌激素水平低，还可以加菟丝子、蛇床子补肾，太阴、少阴一起治；如果有炎症，还需要加败酱草等药物消炎，就像薏苡附子败酱散的架构。只要带下清稀或带下色白，就可以用甘姜苓术汤作为基础，随证化裁。只要你掌握了这个机制，就可以更好地去治疗它。

### 4. 补中汤证（术附汤证）

《重订伤寒杂病论》591.《近效方》术附汤：治风虚头重眩，苦极，不知食味，暖肌补中，益精气。（金匮·中风历节病篇）

术附汤

白术（二两）　　附子（炮，去皮，一枚半）　　甘草（炙，一两）

上三味，剉，每五钱匕，姜（五片），枣（一枚），水盏半，煎七分，去滓，温服。

补中汤能起两个作用：第一，是暖肌，能够治疗肌肉的疾病。第二，补中，能够开胃健脾。肾脏分泌的两种激素——皮质激素和雄激素都能够增强饮食。小剂量皮质激素能够刺激胃酸分泌，增强食欲，所以小剂量的甘草能够健脾。激素吃多了，就不想吃东西。大剂量的甘草伤胃，反而能导致中满。温肾能够提高雄激素水平，也能够增强食欲。男人饭量大，女人饭量相对小，男性雄激素水平高，男性比女性吃得多。尤其是在古代都是靠拳头说话，因为男性要去打仗，需要合成更多的血红素和纤维蛋白，这就决定了男性雄激素水平比较高，食欲比较强。补中汤中有附子，它本身是少阴病的方。当你治太阴病不见效时，可以从少阴去治。术附汤用于补脾时，附子和甘草的剂量要小，三味药每味五钱匕。小剂量的附子、甘草才能补脾。我本人在用的时候，三味药的剂量常常是 3~9g，很少超过 9g，一般开 6g。如果你开成 60g，它就不再是一个健脾的方，变成温阳了，所以你开 3~6g 的附子，才有健脾的作用。暖肌补中除了从开胃进食考虑，还可以考虑温肾，同样能起到作用。暖肌与补中是两回事，暖肌是治疗肌肉疾病，补中是开胃健脾，同时又能益精气。益精气也是两个问题，既能益精，又能益气。补肾时，你可以加一点儿补脾的药，能够增加补肾的疗效。补脾时，你加一点儿补肾的药，可以增强补脾的疗效。所以你要去思考先天与后天之间

的关系，就像肾着汤和四逆汤。从后天养先天的角度考虑四逆汤为
什么用干姜。然后从先天养后天的角度考虑补中汤为什么用附子。
把这两个问题想明白了，你就知道阳和汤里面为什么用姜炭。阳和
汤是个温肾的方，治疗太少两感证，我们一般用于治疗乳腺癌，你
肯定想不到要用姜炭，补肾怎么会用姜炭呢？我们发现姜炭能够延
长乳腺癌患者的生存期。实验表明，干姜（每千克体重 4.0g）能显
著使幼年小鼠胸腺萎缩，使其肾上腺中维生素 C 含量明显降低。其
实这两个指标就说明干姜能够促进肾上腺分泌激素，这就是扶阳讲
的附子无姜不热。干姜能够提高附子刺激激素分泌的作用，它有个
协同作用，所以四逆汤要用附子、干姜、甘草，而不是只用一味附
子。我们用 6g 附子配 6g 干姜能够起到用 60g 附子起到的作用，甚至
有时效果优于 60g 附子的疗效，这是中药处方配伍的机制。附子表
现为刺激肾上腺皮质激素分泌，肾上腺皮质激素能够促进胃液分泌，
皮质激素能够开胃。附子还能够刺激睾酮分泌，能够促进人体的合
成代谢，改善食欲，所以男人身高可以到 180cm，而女人很少长到
180cm，因为男人激素分泌得多，合成代谢比女人强。

# 第五章　太阴瘀血

## 一、桂枝茯苓丸证

《重订伤寒杂病论》410. 妇人宿有癥病，经断未及三月，而得漏下不止，胎动在脐上者，为癥痼害。妊娠六月动者，前三月经水利时，胎也。下血者，后断三月，衃也。所以血不止者，其癥不去故也，当下其癥，桂枝茯苓丸主之。（金匮·妇人妊娠病篇）

桂枝茯苓丸

桂枝　茯苓　牡丹（去心）　桃仁（去皮尖，熬）　芍药（各等分）

上五味，末之。炼蜜和丸，如兔屎大，每日食前服一丸。不知，加至三丸。

桂枝茯苓丸含有桂枝、芍药、茯苓、丹皮、桃仁，是一个很简单的处方，它能够治疗子宫肌瘤。因为这个处方太平常了，大家不擅用桂枝茯苓丸治疗子宫肌瘤。要记住，子宫肌瘤属于平滑肌肿瘤，脾主肌肉。我们治疗肌肉疾病要从脾去治，肌肉是太阴的外证。我们把胸腹腔里面的疾病叫内证，把胸腹腔以外的疾病叫外证。还有胸腹腔里面来源于肌肉的疾病，我们也叫作外证。太阴外证用药以桂枝为特点，内证用药以干姜为特点。桂枝、芍药其实是治疗太阴病外证的药，加丹皮能够拮抗雌激素，加桃仁活血治疗肿瘤。你不要小看这个方，因为子宫肌瘤患者，常常表现为淡白舌，所以很多人喜欢用四逆汤来治疗。但是用了四逆汤，常常导致肌瘤长大。我们有个妇科专家，开四逆汤治疗爱人的子宫肌瘤，吃药后子宫肌瘤长得很快，后来问我怎么办。我说用四逆汤不行，吃了以后肿瘤长得会更快，最简单的方就是用桂枝茯苓丸。但是，桂枝茯苓丸有时效果不好，下面会告诉你效果不好怎么办。

## 二、土瓜根散证

《重订伤寒杂病论》411. 带下，经水不利，少腹满痛，经一月再见者，土瓜根散主之。（阴癞肿亦主之。）（金匮·妇人杂病篇）

土瓜根散

土瓜根　芍药　桂枝　䗪虫（各三分）

上四味，杵为散，酒服方寸匕，日三服。

土瓜根散用桂枝芍药汤加土瓜根再加䗪虫，土瓜根用天花粉代替。如果你用桂枝茯苓丸治疗子宫肌瘤效果不好，有瘀血加䗪虫，合上吴门验方化血煎（海藻、水蛭、皂刺、甘草、黄芪）。化血煎里要加黄芪，因为活血会耗气，用了水蛭、皂刺这一类的药物，要加一点儿黄芪，要不然患者吃了这些药会感觉乏力。如果用了这个方还不见效，说明抗雌激素的作用不够，利用天花粉的抗雌激素作用，再加熟地 60g，作用会大大增强，用 3g 熟地起不了作用。也就是说沿着桂枝茯苓丸的核心去化裁，它的作用就可以变得更强。而不是一见到舌淡就用四逆汤治疗子宫肌瘤。子宫肌瘤归为太阴瘀血，其实也是太阴外证。它属于肌肉的疾病，肌肉包括骨骼肌和平滑肌，都是太阴所主，所以从太阴病去治。土瓜根散还治阴肿，女性很多见，男性也有。如果出现阴肿，可以考虑用这个处方治疗。《张氏医通》说土瓜根是黄瓜根，但是我们没有黄瓜根。《张氏医通》说黄瓜根不能用瓜蒌根来代替，其实我们是用瓜蒌根来代替土瓜根。土瓜根能够散瘀通痹，瓜蒌根（天花粉）也能够散瘀通痹，药房不备黄瓜根，所以我们用天花粉。"带下，经水不利，少腹满痛，经一月再见者"这个属于瘀血，比如西医讲膜性痛经。我们要用天花粉、瞿麦和牛膝、蝉蜕等含蜕皮甾酮的药物，来促进子宫内膜的剥脱，缓解痛经。

# 第六章 太阴功能

太阴的功能有：消化排便、吸收、腺体分泌、合成代谢、脾主肌肉、免疫、固摄。消化排便我们讲过，比如理中丸。如果吸收功能不好就会出现下利，吸收功能我们也讲了。腺体分泌功能控制水液代谢，这一点我们要单独拿出来讲。关于合成代谢我们讲了小建中汤证。肌肉疾病，我们只讲了两个方，其实治疗肌肉疾病的方很多，我们要单独讲。

## 一、消化吸收功能

下面讲痞证，痞证是太阴病。我们进一步完善太阴的消化吸收功能。

《重订伤寒杂病论》176. 脉浮而紧，而复下之，紧反入里，则作痞。按之自濡，但气痞耳。（151）

《重订伤寒杂病论》177. 太阳病，医发汗，遂发热恶寒，因复下之，心下痞，表里俱虚，阴阳气并竭。无阳则阴独，复加烧针，因胸烦，面色青黄，肤者，难治；今色微黄，手足温者，易愈。（153）

《重订伤寒杂病论》179. 本以下之，故心下痞，与泻心汤。痞不解，其人渴而口燥烦，小便不利者，五苓散主之。（一方云，忍之一日乃愈。）（156）

这里就告诉我们痞证形成的主要原因：第一，太阳病下之后会形成"痞"。脾虚的人用了下法之后，胃肠道蠕动功能会进一步减退。第二，不用下法也会"痞"。因为用了麻黄发表就会"痞"。"发汗后，腹胀满，厚朴生姜半夏甘草人参汤主之"。第三，不发表也会"痞"。因为感冒之后，人体肾上腺素分泌增加，就会抑制胃肠道蠕动。所以太阴脾虚的人，感冒以后一个典型的表现就是不想吃东西，所以服桂枝汤后忌生冷油腻。脾虚的人消化吸收功能不好，得了感冒，内源性的肾上腺素分泌增加，就不想吃东西。第四，没有感冒也会"痞"，脾虚的人胃肠道蠕动功能减退，就表现为"痞"。胃的蠕动功能减退就会恶心、上腹胀满，加上消化的食物没有被充分吸收，就会表现为大便稀，这是干姜证。张仲景说太阳病下之后会"心下痞"，但是很多人举例说没有下也会痞，其实这些情况，都可能出现"痞"。半夏泻心汤证就是一个典型的太阴病。

## 1. 半夏泻心汤证

《重订伤寒杂病论》180. 伤寒五六日，呕而发热者，柴胡汤证具，而以他药下之，柴胡证仍在者，复与柴胡汤。此虽已下之，不为逆，必蒸蒸而振，却发热汗出而解。若心下满而鞕痛者，此为结胸也，大陷胸汤主之。但满而不痛者，此为痞，柴胡不中与之，宜半夏泻心汤。（149）

半夏泻心汤

半夏（洗，半升）　黄芩　干姜　人参　甘草（炙）　（各三两）　黄连（一两）　大枣（擘，十二枚）

上七味，以水一斗，煮取六升，去滓，再煎取三升，温服一升，日三服。（一方用半夏一升）

"此为痞，柴胡不中与之"这句话中"柴胡不中与"是因为患者本身就是一个太阴气虚的人，下之后抑制了胃肠道的蠕动，导致胃肠道的蠕动功能减退，所以要用半夏泻心汤。半夏泻心汤中干姜、人参、甘草等药物有健脾的作用。半夏能够促进上消化道的蠕动，是上消化道的动力药，能够治疗呕和痞，干姜能抑制腺体分泌。对于慢性胃炎这些疾病有炎症的加黄连、黄芩消炎，其中小剂量的黄连开胃（汤剂低于3g，吞粉用0.3~1g）。苦味能够促进胃酸的分泌，但是记住要小剂量应用，大剂量黄连败胃。半夏、干姜促进胃的蠕动，抑制腺体分泌，治疗饱胀、便溏。因为是气虚的炎症，加了人参扶正，就是白虎加参汤的架构。只不过这个炎症是在消化道，没有用石膏，用的是黄芩、黄连配人参，这些配伍都是张仲景的套路。你要治疗慢性胃炎，抗幽门螺旋杆菌感染，就要用黄芩、黄连。因为气虚使免疫功能低下，就要加一点儿人参、党参或太子参。党参吃多了容易饱胀，用党参不如用小剂量的人参。如果你觉得用小剂量人参会化热，你可以用大剂量的太子参。半夏泻心汤的配伍，其实就是这个套路，胀用半夏，大便稀用干姜，有炎症用黄芩、黄连，黄连还开胃。炎症慢性化是因为免疫功能低，来一点儿人参。这个处方很简单，其实处方越简单越有效。如果你掌握了这个思想，就知道半夏泻心汤怎么去加减化裁了。如果炎症明显，还可以加蒲公英；如果肝阳太旺，可以加点儿栀子增强泻肝的作用；甘草和大枣都有抗炎的作用，针对免疫性炎症，甘草剂量还可以大些，比如治疗白塞氏病，甘草剂量就可大一些，就是甘草泻心汤。半夏泻心汤不光治慢性胃炎，人体分上、中、下三焦，肾火和肝阳要上升，心火和胆火要下行，如果中焦堵，心火、胆火就不能下行。心火不能下行导致失眠、长口疮、舌尖红，用半夏泻心汤去黄芩加黄连，就是黄连汤。胆火不能下行，导致口苦，常见合并慢性胆囊炎，用半夏泻心汤去黄连，就是《外台》黄芩汤（六物黄芩汤）。

## 2. 生姜泻心汤证

《重订伤寒杂病论》182. 伤寒，汗出解之后，胃中不和，心下痞鞕，干噫食臭，胁下有水气，腹中雷鸣下利者，生姜泻心汤主之。（157）

生姜泻心汤

生姜（切，四两）　甘草（炙，三两）　人参（三两）　干姜（一两）　黄芩（三两）　半夏（洗，半升）　黄连（一两）　大枣（擘，十二枚）

上八味，以水一斗，煮取六升，去滓，再煎取三升，温服一升，日三服。附子泻心汤，本云加附子。半夏泻心汤，甘草泻心汤，同体别名耳。生姜泻心汤，本云理中人参黄芩汤，去桂枝、白术，加黄连，并泻肝法。

"干噫食臭"是指打嗝打出来的都是胃中食物发酵的酸腐味，这种情况加生姜到四两。生姜和干姜不一样：生姜的挥发油多，能够促进胃肠道蠕动，促进消化功能；干姜抑制腺体分泌的功能优于生姜。生姜的挥发油含量高，芳香健胃，能够促进胃酸的分泌，增强消化，促进胃肠道的蠕动，所以说生姜"走"，它辛散的作用更强，更容易发表开胃。干姜的挥发油大大减少了，故干姜"守"，但是干姜抑制腺体分泌的作用更强。

### 3. 甘草泻心汤证

《重订伤寒杂病论》183. 伤寒中风，医反下之，其人下利日数十行，谷不化，腹中雷鸣，心下痞鞕而满，干呕心烦不得安。医见心下痞，谓病不尽，复下之，其痞益甚。此非结热，但以胃中虚，客气上逆，故使鞕也，甘草泻心汤主之。（158）

甘草泻心汤

甘草（炙，四两）　黄芩（三两）　干姜（三两）　半夏（洗，半升）　大枣（擘，十二枚）　黄连（一两）

上六味，以水一斗，煮取六升，去滓，再煎取三升，温服一升，日三服。（臣亿等谨按：上生姜泻心汤法，本云理中人参黄芩汤，今详泻心以疗痞。痞气因发阴而生，是半夏、生姜、甘草泻心三方，皆本于理中也，其方必各有人参。今甘草泻心中无者，脱落之也。又按《千金》并《外台秘要》，治伤寒䘌食，用此方，皆有人参，知脱落无疑。)

甘草泻心汤治疗下利完谷和腹泻很明显，重用炙甘草，常用来治疗狐惑病——白塞氏病。

### 4. 黄连汤证

《重订伤寒杂病论》185. 伤寒胸中有热，胃中有邪气，腹中痛，欲呕吐者，黄连汤主之。(173)

黄连汤

黄连（三两）　甘草（炙，三两）　干姜（三两）　桂枝（去皮，三两）　人参（二两）　半夏（洗，半升）　大枣（擘，十二枚）

上七味，以水一斗，煮取六升，去滓，温服，昼三夜二。

黄连汤证上热下寒。"胃中有邪气"是说中焦堵了，导致上焦不能下达，所以"胸中有热"。因为胸中有热——心热，就用黄连，不用黄芩，其实它就是在半夏泻心汤的基础上，去了黄芩加了桂枝，可以用桂枝，也可以用肉桂。张仲景的方不分桂枝和肉桂。黄连配肉桂就是交泰丸，用来交通心肾，所以黄连汤用于治疗失眠。三阴是个递进关系，少阴阳虚的人，用扶阳的办法治疗，如果兼有太阴病，必须使中焦通畅，否则患者吃了附子，心火不能下行，越吃越上火，吃得牙龈肿了，舌头也烂了，大便出不来，手脚还是冰凉的。"胃中有邪气"是指中焦的阳明病，"腹中痛"是中焦的太阴病，中焦不通导致"胸中有热"，"欲呕吐"指上焦的心火不能下行。黄连汤就是半夏泻心汤去黄芩加桂枝，或者加肉桂。黄连汤处方很简单，就是交泰丸交通心肾，中间用半夏干姜人参丸来温脾胃。

### 5.《外台》黄芩汤证

《重订伤寒杂病论》186.《外台》黄芩汤：治干呕下利。(金匮·呕吐哕下利病篇)

黄芩汤

黄芩　人参　干姜（各三两）　桂枝（一两）　大枣（十二枚）　半夏（半升）

上六味，以水七升，煮取三升，温分三服。

《外台》黄芩汤是半夏泻心汤去黄连用黄芩，治疗胆火不能下降的口苦，常常合并胆囊炎。大多数患者不是来治胆囊炎，而是来治胃炎的，但是患者又伴有脾虚，所以医生一般都开四君子汤，吃了没效果。如果患者患有胆囊炎，他来治胃胀、腹胀，你开四君子汤是不见效的，要从胆去治。如果他有脾虚，就可以用《外台》黄芩汤，再加一些利胆的药物。《外台》黄芩汤我们叫作六物黄芩汤。

## 二、肌肉疾病

### 1. 桂枝加芍药生姜各一两人参三两新加汤证

《重订伤寒杂病论》106. 发汗后，身疼痛，脉沉迟者，桂枝加芍药生姜各一两，人参三两新加汤主之。（62）

桂枝加芍药生姜各一两人参三两新加汤

桂枝（去皮，三两）　芍药（四两）　甘草（炙，二两）　人参（三两）　大枣（擘，十二枚）　生姜（四两）

上六味，以水一斗二升，煮取三升，去滓，温服一升。

本云桂枝汤，今加芍药、生姜、人参。

桂枝加芍药生姜各一两人参三两新加汤治疗身疼痛。感冒以后出现一身疼痛的人一定脾虚，他没感冒时是太阴病。只有太阴病的人感冒以后才表现为一身肌肉酸痛，这时就可以用桂枝加芍药、生姜各一两人参三两新加汤。举个例子，大家知道肌肉瘤是个癌症。一个肌肉瘤患者表现为肌肉疼痛，我们就用桂枝加芍药生姜各一两人参三两新加汤治疗。把疾病背后的机制弄明白了，开处方就会更简单和直接。如果单纯以患者表现为舌淡而言，可选的处方就太多了。肌肉瘤患者表现为舌淡，消化不好——气虚，你会开六君子汤。但是六君子汤治疗的是太阴病内证，此患者表现为骨骼肌的疾病，那是太阴病外证。太阴病外证是个桂枝证，太阴病内证才用白术、干姜。六君子汤不能够治疗疼痛，包括肌肉瘤和骨骼肌的疼痛，故不可以选择六君子汤。你要弄清楚疾病背后的机制，要把教材中的脏腑辨证读透，分析透。看到脾虚，你一定会开六君子汤或者参苓白术散，但身疼痛是外证，可用桂枝加芍药生姜各一两人参三两新加汤主之，而不应该开六君子汤。虽然都补脾，但是六君子汤的针对性不好。

## 2. 越婢加术汤证

《重订伤寒杂病论》236.《千金》越婢加术汤：治肉极热，则身体津脱，腠理开，汗大泄，厉风气，下焦脚弱。（金匮·中风历节病篇）

越婢加术汤

麻黄（六两）　　石膏（半斤）　　生姜（三两）　　甘草（二两）白术（四两）　　大枣（十五枚）

上六味，以水六升，先煮麻黄，去上沫，纳诸药，煮取三升，分温三服。恶风加附子一枚，炮。

《千金》越婢加术汤能够治疗多种肌萎缩、肌无力、多发性硬化证。越婢加术汤的配伍也很简单，麻黄是一个神经递质，能够兴奋肌肉，生姜能够刺激神经递质的释放，这两个都是从神经递质去兴奋肌肉；石膏是一个抗炎的药物；白术能够促进肌肉的营养和代谢；甘草、大枣能够抑制免疫，针对免疫性疾病。如果还觉得不够，可加附子，内源性刺激激素分泌，这是合并了麻黄附子甘草汤；白术健脾能够增强肌肉的营养代谢，治疗各种痿证和肌无力、多发性硬化症等肌肉病。

### 3. 葛根汤证

《重订伤寒杂病论》115. 太阳病，项背强八八，无汗，恶风，葛根汤主之。(31)

葛根汤

葛根（四两）　麻黄（去节，三两）　桂枝（去皮，二两）生姜（切，三两）　甘草（炙，二两）　芍药（二两）　大枣（擘，十二枚）

上七味，以水一斗，先煮麻黄、葛根，减二升，去白沫，纳诸药，煮取三升，去滓，温服一升。覆取微似汗，余如桂枝法将息及禁忌。诸汤皆仿此。

葛根汤是桂枝汤加麻黄、葛根，而不是麻黄汤加葛根。因为脾主肌肉，它治疗项背强八八。

### 4. 王不留行散证

《重订伤寒杂病论》652. 病金疮，王不留行散主之。(金匮·疮痈肠痈浸淫病篇)

王不留行散

王不留行（十分，八月八日采）　蒴藋细叶（十分，七月七日采）　桑东根白皮（十分，三月三日采）　甘草（十八分）　川椒（三分，除目及闭口，去汗）　黄芩（二分）　干姜（二分）　芍药（二分）　厚朴（二分）

上九味，桑根皮以上三味，烧灰存性，勿令灰过，各别杵筛，合治之为散，服方寸匕。小疮即粉之，大疮但服之。产后亦可服。如风寒，桑东根勿取之。前三物皆阴干百日。

方中有甘草、黄芩、干姜。金疮和一般的疮不一样，金疮一定会伤到肌肉，所以要促进肌肉的生长，就要用干姜。厚朴以皮治皮，能够促进皮肤的生长，外科经常用厚朴流浸膏促进皮肤的生长。促进肌肉的生长要用干姜、人参。人参和黄芪在外科的区别是：皮要是长不好，用黄芪走表；肉要是长不好，用人参补脾。浅的就烂皮，深的就烂肉。如果烂到肉里了，用了黄芪还要加人参。

治疗肌肉疾病的方还有续命汤、补中汤，这些方已经讲过，不再详细讲述。

# 三、太阴与水液代谢（太阴腺体分泌功能）

## 1. 桂枝附子汤证

《重订伤寒杂病论》198. 伤寒八九日，风湿相抟，身体疼烦，不能自转侧，不呕，不渴，脉浮虚而涩者，桂枝附子汤主之。若其人大便鞕（一云脐下心下鞕），小便自利者，去桂加白术汤主之。(174)（金匮·痉湿暍病篇同）

桂枝附子汤

桂枝（去皮，四两）　附子（炮，去皮，破，三枚）　生姜（切，三两）　大枣（擘，十二枚）　甘草（炙，二两）

上五味，以水六升，煮取二升，去滓，分温三服。

去桂加白术汤

附子（炮，去皮，破，三枚）　白术（四两）　生姜（切，三两）　甘草（炙，二两）　大枣（擘，十二枚）

上五味，以水六升，煮取二升，去滓，分温三服。初一服，其人身如痹，半日许复服之，三服都尽，其人如冒状，勿怪，此以附子、术，并走皮内，逐水气未得除，故使之耳。法当加桂四两。此本一方二法，以大便鞕，小便自利，去桂也；以大便不鞕，小便不利，当加桂。附子三枚恐多也，虚弱家及产妇，宜减服之。

桂枝附子汤治疗"风湿相抟"——免疫系统疾病和类风湿等疾病。桂枝附子汤的特点是桂枝汤去芍药加附子，剂量也有变化。"若其人大便鞕，小便自利者，去桂加白术汤主之。"去桂加白术汤治疗便秘，大剂量的白术能够通便，需要记住一点，白术要生用，不能炒，炒白术治腹泻。白术通便作用靠的是白术的挥发油，剂量为 30~60g。

如果单纯是太阴便秘，可用桂枝配芍药。如果兼有少阴阳虚便秘，可用附子配白术，去桂加白术汤就是附子配白术。

太阴便秘用了桂枝加大黄汤，大便出来以后，要改成桂枝加芍药汤。如果是少阴便秘用了大黄附子汤，大便出来以后，要改成去桂加白术汤长期服用。煎煮含有挥发油的药物时，它的挥发油含量会降低，为了保持它的挥发油，应该是提取挥发油。但是传统中医没有提取挥发油的办法，都采取煎煮的办法。比如说银翘散效果要好，必须是提取挥发油。但是过去没有蒸馏设备，所以香气大出后，挥发油出来了，就不能再煎，否则解表效果差。但是当它香气大出的时候，一部分油已经挥发掉了，实际上还有一部分油在药液里。我们很多中药，采取水煎的办法会降低疗效。比如五磨饮，要用枳实通便，最好的办法是磨，不是水煎，枳实水煎擅长于破气。

"初一服，其人身如痹，半日许复服之，三服都尽，其人如冒状，勿怪，此以附子、术，并走皮内，逐水气未得除，故使之耳。"服用去桂加白术汤以后，体内有湿的人容易出现蚁行感，就像蚂蚁在身上跑的那种感觉。"附子、术，并走皮内"说明你要除内伤之湿，一要从太阴去治，二要从少阴去治，只是针对不同的患者，偏重于太阴或偏重于少阴。偏重于太阴，白术用得更多一些；偏重于少阴，附子多用一些。

去桂加白术汤需要区别于桂枝去桂加茯苓白术汤。《重订伤寒杂病论》54：服桂枝汤，或下之，仍头项强痛，翕翕发热，无汗，心下满微痛，小便不利者，桂枝去桂加茯苓白术汤主之（28）。去桂加白术汤较之桂枝去桂加茯苓白术汤的区别是：一个是大便不利，用了附子；一个是小便不利，用了芍药。桂枝去桂加茯苓白术汤用芍药，因为芍药是一个利尿的药，真武汤也用它。芍药能扩张入球小动脉，使肾的灌注量增加，单用一个芍药就可以利尿。

### 2. 甘草附子汤证

《重订伤寒杂病论》199. 风湿相抟，骨节疼烦，掣痛不得屈伸，近之则痛剧，汗出短气，小便不利，恶风不欲去衣，或身微肿者，甘草附子汤主之。(175)（金匮·痓湿暍病篇同）

甘草附子汤

甘草（炙，二两）　附子（炮，去皮，破，二枚）　白术（二两）　桂枝（去皮，四两）

上四味，以水六升，煮取三升，去滓，温服一升，日三服。初服得微汗则解，能食，汗止复烦者，将服五合，恐一升多者，宜服六七合为始。

方中甘草、附子、白术和桂枝这 4 个药，是治疗风湿病的最基本药物。它的特点是桂枝出表，"初服得微汗则解"，用药以后可以出现"其人如冒状"，这是药冥。

我的导师曾老师治疗风湿类疾病，甘草附子汤就是他最基本的一个处方结构，白术、附子、桂枝这 3 个药都能够除湿。一是"附子、术，并走皮内"走里；一是桂枝走表，加了甘草，甘草具有拟皮质激素样作用，相当于西医用泼尼松。气虚的人加 300g 黄芪，增强免疫调节作用，就能够迅速终止它的免疫应答。有个方叫四神煎治疗鹤膝风，方中用大剂量黄芪，有免疫抑制作用。如果要单纯抑制它的免疫应答，可取甘草 30g 当激素用，它与西医用激素的副作用是一样的。单纯使用激素很难根治类风湿，激素是缓解症状的药物。如果为了缓解症状，30g 甘草可以加进去。要根治这个疾病，就要不断增加附子的剂量，从免疫活化到免疫抑制，去调解它免疫抑制和免疫活化的剂量。附子可以活化免疫应答，使免疫细胞活化起来，一些有病的关节被活化。类风湿病患者表现为关节游走性疼痛，这就是曾老师治风湿有时会先把人治严重，他会告诉患者："你吃我的药会越吃越厉害。"我跟诊时看到有的患者坚持服药，全身疼得难受。但是他疼痛明显缓解了以后，再去查类风湿因子，会看到类风湿因子转阴了，有的自身抗体都转阴了。活化的自身免疫细胞的克隆，我们叫作禁忌株活化。活化以后再凋亡，这样反而可以根治一些自身免疫病。但这个治疗的过程患者是很痛苦的，有一部分患者会表现出症状加重。

### 3. 桂枝芍药知母汤证

《重订伤寒杂病论》205. 诸肢节疼痛，身体魁羸，脚肿如脱，头眩短气，温温欲吐，桂枝芍药知母汤主之。（金匮·中风历节病篇）

桂枝芍药知母汤

桂枝（四两） 芍药（三两） 甘草（二两） 麻黄（二两）生姜（五两） 白术（五两） 知母（四两） 防风（四两） 附子（炮，二两）

上九味，以水七升，煮取二升，温服七合，日三服。

类风湿性疾病患者到了后期会出现关节肿痛变形，桂枝芍药知母汤可治疗这些疾病引起的形质改变。这个处方可以拿来治疗肾病。

陈修园的消水圣愈汤就是桂枝芍药知母汤化裁而来的。桂枝芍药知母汤的特点就是寒热虚实都考虑到了。方中甘草具拟皮质激素样作用；芍药是一个镇痛药，有镇痛作用；桂枝是一个解热镇痛药；知母能够调节皮质激素的分泌，能够治阴虚，知柏地黄丸用它；防风是个双向免疫调节剂，大剂量和小剂量作用不一样，既能够抑制免疫又能增强免疫，所以玉屏风散用它，过敏煎也用它；麻黄是一个交感神经递质，又是一个免疫抑制剂；白术具有利水的作用。这个方治疗自身免疫病具有较好的疗效。当然，张仲景有个调平的思路在这里，免疫增强剂和免疫抑制剂都有使用。你在治疗自身免疫病时，要注意这些药物剂量的一个比较。在肾病治疗中，因为激素性热，有时用了激素以后舌质变红，舌苔变黄。撤激素后患者手脚冰凉，舌红苔黄，这时就可以用知母配附子，关键看剂量，四两知母去配二两附子。如果你怕撤激素后疾病反弹，用一些具有拟皮质激素样作用但活性比激素低的甘草，一边撤一边补。甘草里面的甘草酸具有拟皮质激素样作用，但它比西药的皮质激素作用强度要弱一些。因为关节肿，体内有湿用生甘草，炙甘草也可以。单纯治疗类风湿可以用炙甘草，如果患者关节肿得很厉害可以用生甘草。吴门验方双补丸就专门在激素撤退时使用。当自身免疫病激素撤退时，疾病就容易复发，为了不使疾病复发，激素撤退时就用双补丸。双补丸用甘草替代皮质激素，知母清热，然后用附子、地黄促进内源性激素分泌。用了皮质激素会阻断人体自身激素分泌的水平和节律，导致自身激素分泌的水平和节律发生改变。用知母调节激素分泌的昼夜节律，调节激素分泌的水平用附子配地黄，再来一点儿甘草补充外源性激素。这就是我们的双补丸。双补丸其实就是桂枝芍药知母汤精简之后的处方。

### 4. 茯苓桂枝白术甘草汤证

《重订伤寒杂病论》51. 伤寒，若吐、若下后，心下逆满，气上冲胸，起则头眩，脉沉紧，发汗则动经，身为振振摇者，茯苓桂枝白术甘草汤主之。(67)

茯苓桂枝白术甘草汤

茯苓（四两）　桂枝（去皮，三两）　白术　甘草（炙，各二两）

上四味，以水六升，煮取三升，去滓，分温三服。

有两个方都可以治"身瞤动，振振欲擗地"：一是苓桂术甘汤，一是真武汤。两个方不一样，一个在心，一个在肾。为什么说水液代谢跟太阴有关系：①病痰饮者，当以温药和之。②白术、茯苓健脾利水。苓桂术甘汤属于太阴病的方。

《重订伤寒杂病论》52：心下有痰饮，胸胁支满，目眩，苓桂术甘汤主之。（金匮·痰饮咳嗽病篇）

《重订伤寒杂病论》53：夫短气有微饮，当从小便去之，苓桂术甘汤主之；肾气丸亦主之。（金匮·痰饮咳嗽病篇）

《重订伤寒杂病论》742：夫心下有留饮，其人背寒冷如手大。（金匮·痰饮咳嗽病篇）

"背寒冷如手大"就是指的至阳穴，至阳穴定在太阴经，有留饮用白术，没有痰饮的单纯气虚可以用人参。

### 5. 桂枝去桂加茯苓白术汤证

《重订伤寒杂病论》54. 服桂枝汤，或下之，仍头项强痛，翕翕发热，无汗，心下满微痛，小便不利者，桂枝去桂加茯苓白术汤主之。（28）

桂枝去桂加茯苓白术汤

芍药（三两）　甘草（炙，二两）　生姜（切）　白术　茯苓（各三两）　大枣（擘，十二枚）

上六味，以水八升，煮取三升，去滓，温服一升，小便利则愈。本云桂枝汤，今去桂枝，加茯苓、白术。

桂枝去桂加茯苓白术汤，也是个夹饮方，前面已经讲到这个处方。我们前面把它和去桂加白术汤比较，区别在于小便不利和大便不利。芍药能利尿治小便不利，桂枝去桂加茯苓白术汤就可以跟真武汤比较，真武汤是少阴病，所以在此基础上加了附子。

### 6. 泽泻汤证

《重订伤寒杂病论》64. 心下有支饮，其人苦冒眩，泽泻汤主之。（金匮·痰饮咳嗽病篇）

泽泻汤

泽泻（五两）　白术（二两）

上二味，以水二升，煮取一升，分温再服。

泽泻汤用泽泻五两、白术二两，一定要记住泽泻的剂量，泽泻一定要重用。泽泻能够利水，此方能够治疗饮证，治疗冒眩，能够治耳鸣。

### 7．五苓散证

《重订伤寒杂病论》55．太阳病，发汗后，大汗出，胃中干，烦躁不得眠，欲得饮水者，少少与饮之，令胃气和则愈。若脉浮，小便不利，微热，消渴者，五苓散主之。即猪苓散是。(71)（"脉浮"之后的文字，同《金匮要略·消渴小便不利淋病》，少"宜利小便，发汗"。）

五苓散

猪苓（去皮，十八铢）　　泽泻（一两六铢）　　白术（十八铢）茯苓（十八铢）　　桂枝（去皮，半两）

上五味，捣为散，以白饮和服方寸匕，日三服。多饮暖水，汗出愈。如法将息。

五苓散也治水饮，治的是太阳膀胱蓄水。我们说它是太阴病方，它的病位在太阳膀胱经，说它是膀胱蓄水没有问题。但是五苓散是一个痰饮病方，含有张仲景治疗痰饮病的配伍套路。"病痰饮者，当以温药和之"，茯苓、猪苓、泽泻利尿，桂枝温化痰饮，白术健脾去湿。病在少阴用附子配白术，那是真武汤的配伍，张仲景治疗痰饮病就是这些套路。

《重订伤寒杂病论》59．太阳病，寸缓、关浮、尺弱，其人发热汗出，复恶寒，不呕，但心下痞者，此以医下之也。如其不下者，病人不恶寒而渴者，此转属阳明也。小便数者，大便必鞕，不更衣十日，无所苦也。渴欲饮水，少少与之，但以法救之。渴者，宜五苓散。(244)

"小便数者，大便必鞕，不更衣十日，无所苦也"指的是便秘。有的人10天不大便都没有便意，他的大便解出来是先干后溏，前面便干后面稀溏，治疗这种大便用五苓散。所以我们说五苓散和太阴病有关系。大便先干是因为食物在肠道停留时间太久，后溏是因为脾虚，水分没有被充分吸收。桂枝和白术含挥发油，促进肠道蠕动，再有猪苓、茯苓、泽泻利尿。人体水分的排出主要有 4 个渠道：出汗、呼吸、小便、大便。小便、大便的量可以相互调节。一个脾虚的人舌淡、苔薄白、多津液，主诉为一周一次大便，没有便意，大便先干后溏，他就是一个五苓散证。如果不学经方，你可能会开四君子汤或六君子汤，但五苓散是最对证的。五苓散如果开成汤药加炙甘草 3g，则可促进茯苓酸溶出。

### 8. 防己黄芪汤证

《重订伤寒杂病论》208. 风湿，脉浮，身重，汗出，恶风者，防己黄芪汤主之。（金匮·痉湿暍病篇）

防己黄芪汤

防己（一两） 甘草（炒，半两） 白术（七钱半） 黄芪（去芦，一两一分）

上剉麻豆大，每抄五钱匕，生姜四片，大枣一枚，水盏半，煎八分，去滓，温服，良久再服。喘者，加麻黄半两；胃中不和者，加芍药三分；气上冲者，加桂枝三分；下有陈寒者，加细辛三分。服后当如虫行皮中，从腰下如冰，后坐被上，又以一被绕腰下，温令微汗，瘥。

防己黄芪汤用防己、黄芪、甘草、白术治疗风湿，也可以治风水。风湿可指类风湿疾病，风水指水肿。我们把方中防己换成防风，就是玉屏风散，治疗反复感冒。如果把防己换成防风去白术、甘草，就是王清任用来治痔疮的常用配伍。黄芪配防风治痔疮是因为能够补气升阳，你用补中益气汤加防风也有效，它就是一个补气升阳的办法，这也是一个套路。痔疮患者，很多人都中气下陷，中气下陷就要用黄芪、防风补气升阳；有出血加槐花；解大便时肛门火热，加 6~9g 黄柏；大便干如球状，加大黄；腹胀，加枳壳或枳实 30g。只要大的架构用黄芪、防风两个药，然后再根据情况随证化裁。黄芪、防风治痔疮就从这里来。

《重订伤寒杂病论》209. 风水，脉浮身重，汗出恶风者，防己黄芪汤主之。腹痛加芍药。（金匮·水气病篇）

《重订伤寒杂病论》210.《外台》防己黄芪汤：治风水，脉浮为在表，其人或头汗出，表无他病，病者但下重，从腰以上为和，腰以下当肿及阴，难以屈伸。（金匮·水气病篇）

《重订伤寒杂病论》781. 脾水者，其腹大，四肢苦重，津液不生，但苦少气，小便难。（金匮·水气病篇）

防己黄芪汤还治风水，尤其多治见于肝腹水和肾病导致的严重低蛋白血症。"脾水者，其腹大"就是指腹水。"四肢苦重，津液不生"指晚期肝腹水患者整个舌苔都掉了，没有苔，表现为口干。"但苦少气"是指低蛋白血症患者乏力，小便难。晚期肝腹水，舌苔都掉了的时候，养阴没有效，应该补脾。"津液不生"是因为严重的低蛋白血症导致血液的胶体渗透压降低，大量水分转移到组织中去。水分转移到组织中去以后，别看患者肿得一塌糊涂，它其实是处于缺水的状态。"津液不生"才出现阴虚。唾液分泌受口渴中枢的调节，由于缺水导致唾液分泌减少，就会口渴。舌苔是舌上角化的黏膜，这个黏膜需要唾液，唾液分泌一减少，舌苔就掉了，表现出镜面舌。所以，这种阴虚，养阴没有效，最有效的方法是输白蛋白。本身他的血管充满血液是鼓的，水液少了以后，只有半个血管充盈了，一按就空，这时摸他的脉是芤脉，养阴、养血都没效，见效最快的就是输白蛋白。中医提高白蛋白有个特异性的药物，就是白术，它的作用黄芪、人参都不能代替。白术能够特异性地刺激肝脏合成白蛋白。白术生用，我常用 30g。"脾水者，其腹大，四肢苦重，津液不生，但苦少气，小便难。""小便难"是因为：①血容量不足，肾的灌注量也不足。②严重的腹水压迫肾脏，导致小便难。腹水"腰以下当肿及阴"是指肝硬化腹水患者的睾丸、阴茎肿得很大，像皮球一样，"当肿及阴，难以屈伸"。如果有一点儿西医的知识，你就知道此时养阴和补血都没有效。中医用防己黄芪汤来治疗，防己能够特异性降低门脉压，白术是升高白细胞的特殊药物，茯苓利水，黄芪补气，黄芪、白术能增强疗效。防己黄芪汤治疗肝腹水，也可以治疗一些肾病导致的水肿。

　　我再给大家举个例子，《重订伤寒杂病论》589：恶寒，脉微（一作缓）而复利，利止，亡血也，四逆加人参汤主之。（霍乱病篇·385）"亡血"为什么用人参？腹泻会亡血吗？血液分固态成分和液态成分，这里的"亡血"亡的不是血细胞而是血浆。这属于急症，需要用人参补气，要不然会引起休克，人参补气之后能快速地补充血管里的水分，用四逆加参汤治疗。如果是血细胞大量丢失不能用四逆加参汤。低蛋白血症导致的津液不生，急需要补充白蛋白。一个是要用人参补气升津固脱，用四逆加参汤不是四逆加白术汤；一个是因为低蛋白血症，需要用白术促进白蛋白合成，但是用白术促进白蛋白的合成需要几天的时间，还是输蛋白快，给患者每天输几克蛋白，还是比中药快。我们病房一般是一周测一次，或者病重的患者3天测一次，几天以后就可以看到蛋白的改变。输白蛋白的同时吃点儿中药效果最快。

# 四、免疫功能

### 薯蓣丸证

《重订伤寒杂病论》698.虚劳诸不足，风气百疾，薯蓣丸方主之。（金匮·血痹虚劳病篇）

　　薯蓣丸

薯蓣（三十分）　当归　桂枝　曲　干地黄　豆黄卷（各十分）　甘草（二十八分）　人参（七分）　川芎　芍药　白术　麦门冬　杏仁（各六分）　柴胡　桔梗　茯苓（各五分）　阿胶（七分）　干姜（三分）　白蔹（二分）　防风（六分）　大枣（为膏，百枚）

上二十一味，末之，炼蜜和丸，如弹子大，空腹酒服一丸，一百丸为剂。

薯蓣丸是少阴病用来复形质的方。为什么说薯蓣丸与太阴病有关系呢？薯蓣丸中有人参、白术、茯苓、甘草，这是四君子汤；当归、川芎、芍药、地黄，这是四物汤，与四君子汤合起来就是八珍汤，治疗气血两虚，气血就是我们讲的营卫；再加阿胶、薯蓣、干姜；用桂枝、豆卷、杏仁、柴胡、桔梗、防风、白薇除内外之热，更加曲、枣和蜜。

补脾的药既能提高免疫也能抑制免疫，取决于两点：一是取决于患者的体液免疫是不足还是亢进；二是取决于剂量。如果要想提高免疫，黄芪的量要小，一般低于30g持续使用。玉屏风散就是长期吃，可以提高免疫功能；黄芪300g，一两剂药就可以抑制免疫，比如四神煎。我们用中药提高免疫是小剂量长期服用，比如附子剂量小时能提高免疫，就像补中汤（术附汤），而大剂量附子可以抑制免疫应答。

再比如玉屏风散用防风是为了提高免疫，过敏煎用防风能抑制免疫，不过它提高的是什么，抑制的是什么，这就复杂了，涉及细胞免疫和体液免疫，我们先不讲那么多。大家如果不学西医的话，越听越绕，最终容易听糊涂了。其实我们说的话不是很严谨。从免疫学的角度上讲有特异性免疫和非特异性免疫、细胞免疫和体液免疫。但是因为我们在中医这个领域，还是应该用更通俗的话去讲它。我就是告诉大家，有些中药是增强免疫还是抑制免疫主要取决于患者的免疫状态和药物使用的剂量。例如杜仲和豨莶草都能治腰疼，杜仲通过补肾治腰疼，豨莶草通过抑制体液免疫治腰疼，尤其适合于强直性脊柱炎、类风湿等免疫性疾病导致的腰疼。

免疫系统的问题，我们一般认为是与太阴有关，通过补气去调节人体的免疫功能。如果太阴不见效，可以从少阴去治，在补气的处方基础上加山药、附子。比如防己黄芪汤治疗舌淡、苔白、多津的风湿，如果防己黄芪汤用了不见效，就看看有没有少阴病的问题，有少阴病，就可以用桂枝附子汤。

## 五、太阴的固摄作用

### 1. 当归散证

《重订伤寒杂病论》271. 妇人妊娠，宜常服当归散主之。（金匮·妇人妊娠病篇）

当归散

当归　黄芩　芍药　川芎（各一斤）　白术（半斤）

上五味，杵为散，酒饮服方寸匕，日再服。

妊娠常服即易产，胎无苦疾。产后百病，悉主之。

当归散中有当归、黄芩、芍药、川芎、白术，这个配方比较简单。养胎是靠气和血，所以用当归、川芎、白术补气补血。补气选白术，不选人参、黄芪，因为这3个药安胎作用最强的是白术。产前忌温，胎热容易流产，产前慎用温药，所以要少佐一点儿黄芩，有热多用一点儿，没热少用一点儿。我所用安胎的处方里面都有黄芩，不过黄芩可用3g，可用6g，可用9g。不见热象的时候，我往往放3g黄芩进去。胎儿对于母体来说是个异物，一半基因来自母亲，一半基因来自父亲，可能引起免疫排斥，会导致流产，白芍有抑制免疫的作用，黄芩也是个免疫抑制药物。当归散有抑制免疫的芍药，还有令胎儿少安毋躁的黄芩，养血的当归、川芎，补气的白术。

但是这个方保胎还不够，还有一个很好的养血药物——阿胶和一个很好的气分安胎药物——砂仁。其实不光是气血，母亲肾气不足，胎儿仍然容易流掉，对于母体的孕激素水平不足，杜仲、桑寄生、川断、菟丝子都可以加以改善。其实根本不需要去辨证，就这几味药根据情况随证化裁，通治各种胎动不安。当然不能说百分之百，十之八九没问题。比如舌红，黄芩用 9~12g；舌淡没有热，黄芩用 3g；舌边齿痕明显，白术用 15g，不行再加 30g 太子参；如果你摸到脉力不够，阿胶就多用点儿，用到 6g；食欲不好，阿胶就少用点儿，用到 3g；明显食欲不好，砂仁用到 6g。有一点要记住，这里用的酒不是白酒，白酒会喝出问题来。

"胎无疾苦"是指胎儿出生后不容易过敏，黄芩、芍药就是抗过敏药物。我小时候跟父亲看病很早，经常有老太太来找我父亲说："吴医生，我媳妇怀孕了，你给我开两剂清胎的药。"她们叫清胎毒，因为怕生出来的小孩得新生儿黄疸，长湿疹、荨麻疹，所以要用黄芩清少阳的火，令胎儿少安毋躁。但是如果用药太过寒凉，怕影响小儿的发育，还要配伍当归、川芎、白术。当归散处方很平和，所以说"产后百病，悉主之"。其实你把道理想明白了，很简单。我觉得学经方关键要知道它配伍的诀窍，然后你就知道怎么化裁。如果她大便不好解，芍药、白术、当归都能通便，就可以调节这些药物的剂量。当归散中黄芩变成茯苓，川芎变成柴胡，就是逍遥散的结构。

## 2. 当归芍药散证

《重订伤寒杂病论》66. 妇人怀娠，腹中疞痛，当归芍药散主之。(金匮·妇人妊娠病篇)

当归芍药散

当归（三两）　　芍药（一斤）　　茯苓（四两）　　白术（四两）

泽泻（半斤）　　川芎（半斤，一作三两）

上六味，杵为散，取方寸匕，酒和，日三服。

当归芍药散是治疗妇人腹中诸疾的一个基本方，其实就是一个气血并补的处方，结构像八珍汤。有的中医治妇科病，永远开八珍汤，听起来八珍汤很神奇，对有些患者有效，因为女性有月经，气血虚的多，但是对很多人无效，它只能解决一部分人的问题。当归芍药散还可以治女性怀孕以后便秘。当归、芍药、白术都通便，泽泻也通便，济川煎就用泽泻，大剂量泽泻能治疗伴有湿邪的便秘，只是它泻下的作用很弱。

### 3. 柏叶汤证

《重订伤寒杂病论》531. 吐血不止者，柏叶汤主之。（金匮·惊悸吐衄下血胸满瘀血病篇）

柏叶汤

柏叶　干姜（各三两）　　艾叶（三把）

上三味，以水五升，取马通汁一升合煮，取一升，分温再服。

柏叶汤治的是少阴病，它有艾叶、柏叶、马通汁，马通汁不好找，就用童便，我们常常用姜炭来取代方中的干姜。柏叶汤能够治疗"吐血不止"。

# 第七章　太阴兼证

太阴兼证就是讲太阴病和六经之间的关系。

# 第一节　太阴太阳同病

## 一、桂枝汤证

《重订伤寒杂病论》15. 太阳中风，阳浮而阴弱。阳浮者，热自发；阴弱者，汗自出。啬啬恶寒，淅淅恶风，翕翕发热，鼻鸣干呕者，桂枝汤主之。（12）

桂枝汤

桂枝（去皮，三两）　芍药（三两）　甘草（炙，二两）　生姜（切，三两）　大枣（擘，十二枚）

上五味，㕮咀三味，以水七升，微火煮取三升，去滓，适寒温，服一升。服已，须臾啜热稀粥一升余，以助药力。温覆令一时许，遍身漐漐，微似有汗者益佳，不可令如水流漓，病必不除。若一服汗出病差，停后服，不必尽剂。若不汗，更服依前法。又不汗，后服小促其间，半日许，令三服尽。若病重者，一日一夜服，周时观之。服一剂尽，病证犹在者，更作服。若汗不出，乃服至二三剂。禁生冷、黏滑、肉面、五辛、酒酪、臭恶等物。

太阳太阴同病首先就要讲太阳中风的桂枝汤证。桂枝汤治的是

"阳浮而阴弱"，交感神经虚性亢奋，就表现为"阳浮"；"阴弱"是指气虚。桂枝汤证是虚人外感，气虚的人得了感冒，表现为太阳中风，则用桂枝汤。气虚的人感冒不一定表现为太阳中风，如果严重着凉，气虚的人也可以表现为伤寒。当然气虚的人轻度着凉，一般都是桂枝汤证，但是如果冬季穿得很少去哈尔滨，也可以表现为伤寒，表现为麻黄汤证。用麻黄汤时要注意，这种人用了麻黄汤会心慌、难受，所以要加味。除了气虚的人感冒用桂枝汤，阳虚的人感冒用麻黄细辛附子汤、麻黄附子甘草汤。

桂枝汤后面的煎服法说"啜热稀粥""禁生冷、黏滑、肉面、五辛、酒酪、臭恶等物"，气虚的人本身消化功能就减退，感冒以后肾上腺素分泌增加，就更加不想吃东西，再吃"生冷、黏滑、肉面、五辛、酒酪、臭恶等物"会更不舒服。

《重订伤寒杂病论》16.太阳病，外证未解，脉浮弱者，当以汗解，宜桂枝汤。

怎样理解"脉浮弱"？《重订伤寒杂病论》485讲"太阴为病，脉弱"，就是因为脾主肌肉，气虚导致心肌的收缩功能减退，心脏的输出量就减少。同样的道理：气虚会引起便秘，脾主肌肉，气虚导致肠道的肌肉收缩功能减退。这种便秘，患者的腹部摸着是软的。

麻黄汤证化热，《伤寒论》用的是白虎汤。《重订伤寒杂病论》335：服桂枝汤，大汗出后，大烦渴不解，脉洪大者，白虎加人参汤主之。这条是说桂枝汤证化热，脉洪大，用白虎加人参汤，说明是个气虚的人，所以桂枝汤就是一个治疗气虚外感的方。桂枝汤证的人如果气虚很明显，可加人参，比如桂枝加芍药生姜各一两人参三两新加汤。《伤寒杂病论》治疗气虚感冒的方有：①桂枝汤。②伤寒二三日心中悸而烦者，小建中汤主之。也就是说气虚的人，如果本身就是一个小建中汤证，感冒以后完全可以用小建中汤，不一定非要用桂枝汤。小建中汤里有饴糖，没有饴糖还可以给患者喝一支高渗的葡萄糖口服液或者输葡萄糖液补充一些能量，再捂着被子发发汗，感冒好得快一些。太阴气虚患者感冒，如果伴有心慌，完全可以不用桂枝汤，用小建中汤就行。伴有心慌的，也不一定要用小建中汤。《重订伤寒杂病论》119：伤寒，脉结代，心动悸，炙甘草汤主之。如果心脏病患者表现为结代脉，感冒后完全可以用炙甘草汤。小建中汤证是没有结代脉的。太少两感证太阳与少阴同病的感冒，除了表现为少阴肾虚的麻黄附子甘草汤证，少阴心还有一个炙甘草汤证也是太少两感证。少阴心就是手少阴经，所以说《伤寒论》还是很完善的。

　　我们把《伤寒杂病论》分成《伤寒论》和《金匮要略》两本书，还是有局限性的，以至于我们不知道小建中汤和炙甘草汤还能治感冒。我们认为《伤寒论》治外感、《金匮要略》治内伤，外感就是外感，内伤就是内伤。张仲景不叫外感和内伤，他称为新感和痼疾，这是他高明的地方，内伤是痼疾，外感是新感。他是说在一个人的身上可以同时出现痼疾和新感。患者有慢性肝炎，那是痼疾，用小柴胡汤，现在感冒了，那是新感，用桂枝汤。痼疾、新感合起来就是柴胡桂枝汤。新感和痼疾不是文字游戏，当治疗痼疾的时候，想想患者有没有新感。在治疗新感的时候，想想患者有没有痼疾。比如续命汤证，患者长期卧床，会发生坠积性肺炎，发生呼吸道感染，可用石膏 10~30g 清热。

　　这是张仲景比较高明的地方，可以看到他治病的思路与我们的思路不大一样。所以我们说，张仲景的贡献在于六经的疾病模型，不在于那两三百个处方。王叔和的类证鉴别保留了六经模型，但他保留的六经模型不完整。他做了类证鉴别之后，我们不知道厥阴病篇在说什么，大家觉得读不懂。从王叔和那里，我们还看得到六经辨证的模型，后来我们就发现这个疾病的模型已经淡化了，中医的理论就逐步脱离出去了。如果我们再走一步，完全用方和证去对应，张仲景的六经模型基本上就没有了。很多人读《伤寒论》只讲方，不提六经辨证。究竟六经辨证需不需要存在？这个我们要去思考。

## 二、桂枝人参汤证

《重订伤寒杂病论》110. 太阳病，外证未除，而数下之，遂协热而利，利下不止，心下痞鞕，表里不解者，桂枝人参汤主之。（163）

桂枝人参汤

桂枝（别切，四两）　甘草（炙，四两）　白术（三两）　人参（三两）　干姜（三两）

上五味，以水九升，先煮四味，取五升，纳桂，更煮取三升，去滓，温服一升，日再，夜一服。

《重订伤寒杂病论》575. 胸痹，心中痞，留气结在胸，胸满，胁下逆抢心，枳实薤白桂枝汤主之，人参汤亦主之。（金匮·胸痹心痛短气病篇）

人参、甘草、干姜、白术各三两

上四味，以水八升，煮取三升，温服一升，日三服。

桂枝人参汤是表里双解的方子，用桂枝、甘草、白术、人参、干姜。人参汤其实就是理中丸，但是人参汤用的是生甘草，理中丸用的是炙甘草。桂枝人参汤本身就是理中丸重用炙甘草加了桂枝，我们叫作桂枝人参汤。因为它有表证，所以加桂枝解表。

# 第二节 太阴少阳同病

## 一、理中人参黄芩汤证

《金匮要略》还有一个方叫理中人参黄芩汤，有名无方。我们通过考证，理中人参黄芩汤就是理中汤重用炙甘草成为"人参汤"，再加桂枝、黄芩（人参、干姜、白术、炙甘草、桂枝、黄芩），治的是胆热脾寒。而《外台》黄芩汤——人参、干姜、半夏、大枣、桂枝、黄芩（六物黄芩汤）治干呕下利，因为有干呕所以用半夏。换言之，六物黄芩汤和理中人参黄芩汤，都治胆热脾寒，区别是一个有呕吐，一个没有呕吐，所以一个用半夏，一个用白术。

因为"见肝之病，知肝传脾"，少阳病传太阴，胆热脾寒非常常见。少阳病非常容易合并太阴病，所以当我们用理中丸时，如果患者有口苦或者吃了理中丸口苦，首先要想到他有没有慢性胆囊炎、胆结石、肝炎、胆汁反流性胃炎等疾病。如果有，我们在用理中丸的时候要加黄芩，如果呕吐，则加半夏。其实理中人参黄芩汤和六物黄芩汤都可治太阴和少阳同病。

## 二、小柴胡汤证

《重订伤寒杂病论》278. 血弱气尽，腠理开，邪气因入，与正气相抟，结于胁下，正邪分争，往来寒热，休作有时，嘿嘿不欲饮食，藏府相连，其痛必下，邪高痛下，故使呕也（一云脏腑相违，其病必下，胁膈中痛），小柴胡汤主之。

这是说少阳病的基本病机是正邪相争。少阳病的临床表现取决于正邪分争，所以它"往来寒热，休作有时"。治疗少阳病最主要的3个药是：柴胡、黄芩、人参。柴胡、黄芩和解少阳，半夏、生姜治疗恶心呕吐和嘿嘿不欲饮食。人参提高免疫托邪外出，大枣、甘草能够抑制免疫，这是一个调平的思想，要把免疫控制到一个可控的范围。少阳病的特点是正邪相争，如果没有正邪相争，疾病就处于免疫耐受，就成为伏邪。如果正邪相争不及，"见肝之病，知肝传脾"，柴胡桂枝干姜汤就能治疗慢性肝炎。如果正邪相争太过，发生暴发性肝衰竭，就是急性重症肝炎，应用大柴胡汤。

《重订伤寒杂病论》296. 问曰：上工治未病，何也？师曰：夫治未病者，见肝之病，知肝传脾，当先实脾。四季脾王不受邪，即勿补之。中工不晓相传，见肝之病，不解实脾，惟治肝也。夫肝之病，补用酸，助用焦苦，益用甘味之药调之。酸入肝，焦苦入心，甘入脾，脾能伤肾，肾气微弱，则水不行，水不行，则心火气盛，则伤肺；肺被伤，则金气不行，金气不行，则肝气盛，则肝自愈。此治肝补脾之要妙也。肝虚则用此法，实则不在用之。经曰："虚虚实实，补不足，损有余"，是其义也。余脏准此。（金匮·脏腑经络先后病篇）

"问曰，上工治未病，何也？"现在好多中医治未病，大家都当上工，有病不治，没病吃药，讲究养生，好多人都已经养死了。这段话很多人都在引用，但是都引用得不清楚，因为这里涉及五行立极。大家可以去听我们讲的五行立极，讲五行间怎样相互影响。这里有一个问题："见肝之病，不解实脾，惟治肝也。"还要注意"肝虚则用此法，实则不在用之。"肝损伤就是肝炎的机体免疫应答清除乙肝病毒导致肝细胞的坏死，免疫过强会导致大面积的肝细胞坏死，患者发生肝衰竭。如果一个急性肝炎患者，是一个体质壮实的人。他不是一个虚证，你给他用了人参、黄芪之后，炎症反应加重，有可能会发生暴发性肝炎。所以"肝虚则用此法，实则不在用之。"治疗肝病不一定要实脾。茵陈蒿汤治黄疸，方中没有人参、白术、黄芪、干姜。

"夫肝之病，补用酸，助用焦苦，益用甘味之药调之。""补用酸"就是用芍药，"助用焦苦"就是用栀子，"益用甘味之药调之"就是用甘草，那就是丹栀逍遥散的思路。这段话大概讲了治疗肝病，"补用酸"酸入肝，"助用焦苦"焦苦入心，木旺生火就要泻心，"益用甘味"甘味实脾。实脾是因为"见肝之病，知肝传脾，当先实脾"和"肝虚则用此法，实则不在用之。"

再强调一遍：一个人感染了乙肝病毒，如果正邪不争，他就没有症状，那就是伏邪。如果正邪相争不及，就会变成慢性肝炎——柴胡桂枝干姜汤证。如果正邪相争太过，就会出现严重的肝损伤，应用大柴胡汤、茵陈蒿汤这类处方。所以小柴胡汤的关键就在于人参。比如患者表现为一个少阳病，用了小柴胡汤不出汗，检查一下处方没有开人参，正气不足以托邪，加上 10g 人参或 30g 党参"必蒸蒸而振，却复发热汗出而解"。托邪靠的是人参，但有时候又不能托邪，比如大柴胡汤是实证，不能再用人参托邪，再托邪就要死人了。在用大柴胡汤时，加人参就好比誓死不谈判。患者的炎症反应已经很严重了，你还要去托邪，有可能导致肝衰竭，患者会死掉。所以大柴胡汤里没有人参。

《伤寒论》里太阴病篇是很复杂的，我从太阳病一直讲到厥阴病，都和太阴病有关系。你一定要把整个太阴病的思想全部运用到你的临床中去，而不是单纯地记住桂枝加芍药汤和桂枝加大黄汤这两个方。

## 三、柴胡桂枝干姜汤证

《重订伤寒杂病论》297. 伤寒五六日，已发汗而复下之，胸胁

满微结，小便不利，渴而不呕，但头汗出，往来寒热，心烦者，此为未解也，柴胡桂枝干姜汤主之。（太阳病篇·147）

柴胡桂枝干姜汤

柴胡（半斤）　桂枝（去皮，三两）　干姜（二两）　栝蒌根（四两）　黄芩（三两）　牡蛎（熬，二两）　甘草（炙，二两）

上七味，以水一斗二升，煮取六升，去滓，再煎取三升，温服一升，日三服，初服微烦，复服汗出便愈。

柴胡桂枝干姜汤用于太阴脾虚之人。慢性肝病多并发慢性胆囊炎，"胸胁满微结"和胆道疾病导致局部肌紧张有关系。"见肝之病，知肝传脾"，用柴胡桂枝干姜汤。当然，有很多人不愿意用经方的套路，始终就喜欢四君子辈。"见肝之病，知肝传脾"，就用逍遥散或者柴芍六君子汤。虽然说你用这些方子也有一些效果，但是疗效不一样。

## 四、四时加减柴胡饮子方证

《重订伤寒杂病论》793. 退五脏虚热，四时加减柴胡饮子方。

冬三月加：柴胡（八分）　白术（八分）　大腹槟榔（四枚，并皮、子用）　陈皮（五分）　生姜（五分）　桔梗（七分）

春三月加：枳实，减白术，共六味

夏三月加：生姜（三分）　枳实（五分）　甘草（三分），共八味

秋三月加：陈皮（三分），共六味

上各㕮咀，分为三帖，一帖以水三升，煮取二升，分温三服。如人行四五里，进一服。如四体壅，添甘草少许，每帖分作三小帖，每小帖以水一升，煮取七合，温服。再合滓为一服，重煮，都成四服。（疑非仲景方）

四时加减用药法在李东垣那里得到了发展。金元时期李东垣建立了中药学的一门学科叫法象药理，又叫用药法象，它不是天上掉下来的学问，是有根源的。法象药理的主要内容来自《金匮要略》，《金匮要略》的法象药理思想又来自《黄帝内经》。在古代，中药药理不能够通过实验的方法获得，也没有长期的临床观察。法象药理（取类比象）就成了中医临床观察之外认识中药药理的一个重要手段。"见肝之病，知肝传脾"一年四季可以常服四时加减柴胡饮子，它是四时常服方。此方一化裁，就是张景岳的正柴胡饮，用于治疗感冒。

## 五、《外台》黄芩汤证

《重订伤寒杂病论》186.《外台》黄芩汤：治干呕下利。（金匮·呕吐哕下利病篇）

黄芩汤

黄芩　人参　干姜（各三两）　桂枝（一两）　大枣（十二枚）　半夏（半升）

上六味，以水七升，煮取三升，温分三服。

本方治干呕下利，就是太阴与少阳同病。黄芩汤与黄连汤的区别是：一个用黄芩，一个用黄连。方中人参、干姜、半夏是半夏干姜人参丸治呕吐，有少阳病，所以加黄芩。黄芩汤用桂枝和黄连汤的用法是一样的，桂枝也是治太阴病的药。黄芩汤其实有它的特点，治胆热脾寒胆火不降，表现为呕吐。没有呕吐去半夏加白术，就是理中人参黄芩汤。理中汤有两个变化：一个变化是患者脾阳虚，但是发生了慢性肠道感染，就加黄连，叫作连理汤，治疗肠道菌群紊乱、慢性肠道感染、慢性痢疾，用黄连来清；另一个变化是，如果不是慢性肠道感染，就不用黄连，合并慢性胆囊炎、胆结石这些疾病，伴有口苦，我们用黄芩，就是理中人参黄芩汤。如果你弄不清楚它们的区别就黄芩、黄连一起用，就是半夏泻心汤的架构。连理汤和理中人参黄芩汤是一组对方，黄连汤和《外台》黄芩汤又是一组对方，机制其实都是一样的。

# 六、泽漆汤证

《重订伤寒杂病论》245. 脉沉者，泽漆汤主之。（金匮·肺痿肺痈咳嗽上气病篇）

泽漆汤

半夏（半升）　紫参（五两，一作紫菀）　泽漆（三斤，以东流水五斗，煮取一斗五升）　生姜（五两）　白前（五两）　甘草　黄芩　人参　桂枝（各三两）

上九味，㕮咀，纳泽漆汁中，煮取五升，温服五合，至夜尽。

泽漆汤证就是少阳病合并手太阴病。泽漆汤是治形质病——肺癌的方，泽漆的副作用就是严重的恶心呕吐，生姜的止吐作用强于干姜。泽漆治肺癌剂量越大效果越好，但是剂量越大患者越恶心，为了加强镇吐的作用，拮抗泽漆的副作用，生姜剂量用得很大，所以泽漆汤就是《外台》黄芩汤把干姜换成生姜，加泽漆、白前、石见穿治疗肺癌。

# 七、侯氏黑散证

《重订伤寒杂病论》299. 侯氏黑散：治大风，四肢烦重，心中恶寒不足者。（《外台》治风癫。）（金匮·中风历节病篇）

侯氏黑散

菊花（四十分）　白术（十分）　细辛（三分）　茯苓（三

分）　牡蛎（三分）　桔梗（八分）　防风（十分）　人参（三分）　矾石（三分）　黄芩（五分）　当归（三分）　干姜（三分）　川芎（三分）　桂枝（三分）

上十四味，杵为散，酒服，方寸匕，日一服，初服二十日，温酒调服，禁一切鱼、肉、大蒜，常宜冷食，六十日止，即药积在腹中不下也，热食即下矣，冷食自能助药力。

我们把侯氏黑散变成汤剂的话，为了好折算把"分"直接改成克，其实"分"不等于克。菊花40g、黄芩5g，菊花配黄芩，用菊花替代柴胡，菊花的用量非常重；头面疾病加牡蛎潜降；因为有风，风痰上扰加矾石；少阳病火郁发之，加桔梗、防风；见肝之病，知肝传脾，当先实脾，再加白术、干姜、人参、桂枝；肝体阴而用阳，当归、川芎养肝血。侯氏黑散和奔豚汤都是这个套路。方中还有黄芩配细辛，就是我们反复给大家讲的少阳和少阴的关系。

张仲景考虑问题很复杂，这才是临床看病。真正临床看病，考虑问题就这么复杂。说经方简单是针对新感而言，张仲景好多方针对痼疾，会让你觉得很复杂。柴胡桂枝汤是关于痼疾比较简单的方，但是服用柴胡桂枝汤，感冒缓解以后，还要用鳖甲煎丸治疗痼疾，它的组方很复杂。

# 八、茵陈五苓散证

《重订伤寒杂病论》63. 黄疸病，茵陈五苓散主之。（一本云茵陈汤及五苓散并主之。）（金匮·黄疸病篇）

茵陈五苓散

茵陈蒿末（十分）　五苓散（五分）

上二物和，先食饮方寸匕，日三服。

我们知道治疗黄疸病有两个方：一个是茵陈蒿汤，一个是茵陈五苓散。人体胆红素从大便和小便排出去。如果大便秘结，胆红素不能从大便排出，是个实证，用茵陈蒿汤；如果小便不利，胆红素不能从小便排出，是个虚证，用茵陈五苓散。茵陈蒿汤下过之后，大便完全通了，不能再下，用栀子柏皮汤。小青龙汤发过汗以后，不能再发汗，用苓甘五味加姜辛半夏杏仁汤。我们学《伤寒论》不能够学死了。我们看待张仲景的方是死的，其实张仲景的方是活的。前面治疗用什么方，后面治疗用什么方，张仲景总有一个套路。鳖甲煎丸是柴胡桂枝干姜汤的加味方，治疗慢性肝炎、肝硬化。如果患者感冒就不能再用鳖甲煎丸，要用柴胡桂枝汤，感冒好了用鳖甲煎丸。张仲景治疗疾病是有套路的，我们学张仲景的方千万不能不变。再比如用了桂枝汤化热了，用白虎加人参汤，"服桂枝汤，大汗出后，大烦渴不解，脉洪大者，白虎加人参汤主之。"学张仲景的方，要根据他的套路走，先学套路后学散打，散打学完还是套路。

茵陈五苓散证的特点是：患者表现的黄疸颜色是晦暗的，因为它是湿重，颜色鲜明就成热重了。淤胆的胆红素就是颜色晦暗的，直接胆红素升高就颜色晦暗，直接胆红素兴奋迷走神经就脉缓，桂枝汤证就脉缓，所以茵陈五苓散证一定是脉缓、苔白。如果一个茵陈五苓散证表现为脉数、苔黄，就化热了。化热就是继发了细菌感染，形成二次感染。

我们做了慢性乙肝患者黄疸证型客观化研究。彩图2是白苔，这是一名淤胆患者，表现为中医的寒湿，比如茵陈五苓散证。彩图3是黄苔，这是一名间接胆红素升高的患者（肝细胞性黄疸患者），属于中医讲的热重于湿。彩图4是白苔的基础上罩着黄苔，患者本身是白苔，却罩着黄苔，舌质也偏红，这是一名淤胆患者合并了感染。换言之，当彩图2舌象的淤胆患者发生细菌、真菌感染时，就会呈现彩图4的舌象，这就是中医讲的湿郁化热。如果一名淤胆患者本是彩图2的舌象，两周以后，呈现出彩图4的舌象，需马上考虑是不是合并了细菌、真菌感染，需要查血，需要做血培养。彩图 5 是个黑苔，这是合并了尿路感染，与彩图 4 都是合并了细菌感染，其实都是从彩图 2 的舌象转变来的。可见，西医也能够帮助大家去推测患者的中医表现，中医的表现也能够帮助大家做西医的诊断。所以，我们讲中医、西医之间是没有缝隙的。笔者分 3 组对不同症状的肝病患者的黄疸颜色、舌色、舌苔、脉率进行了统计（见表 1）。

表 1　3 组患者统计分析

| 组别 | 例数 | 黄疸颜色[例(%)] | | | 舌色[例(%)] | | 苔色[例(%)] | | 脉率（次/分） |
|---|---|---|---|---|---|---|---|---|---|
| | | 鲜明 | 暗黄 | 红 | 正常 | 淡 | 黄 | 白 | |
| A | 38 | 4(10.5) | 34(89.5) | 19(50) | 10(26.3) | 9(23.7) | 5(13.2) | 33(86.8) | 63.68±6.38 |
| B | 23 | 16(69.6) | 7(30.4)＊＊＊ | 20(87.0) | 0(0) | 3(13.0)＊＊ | 20(87.0) | 3(13.0)＊＊＊ | 77.74±11.42＊＊＊ |
| C | 34 | 12(35.3) | 22(64.7)＊Δ | 19(55.9) | 11(32.4) | 4(11.7)＊＊ | 29(85.3) | 5(14.7)＊＊＊ | 82.41±12.01＊＊＊ |

注：与 A 组比较，＊*P*<0.05，＊＊*P*<0.01，＊＊＊*P*<0.001；与 B 组比较，Δ*P*<0.05

A：DBIL/IBIL≥1 不伴感染；

B：DBIL/IBIL<1；

C：DBIL/IBIL≥1 继发感染。

淤胆患者的脉搏是 63 次/分，直接胆红素兴奋迷走神经以后脉搏变缓。淤胆患者合并感染以后，脉搏是 82 次/分，是个数脉，相比 63 次/分，增加了 20 次。也就是说淤胆的人正常情况下脉率是 60 次/分，如果脉率超过 80 次/分，就是数脉。淤胆患者脉率增快排除严重的水电解质、酸碱平衡紊乱，或紧张和兴奋等因素，大概就是合并细菌感染了。

桂枝证脉浮缓，如果缓脉变成数脉，疾病就发生了变化。一般数脉的标准脉率为 90～100 次/分，但实际上脉率大于 80 次/分就已经是数脉了。淤胆患者出现黄苔，一般就合并了细菌感染。严重肝病患者中只有 40% 的患者有典型的全身炎症反应综合征——血象升高，伴有发热，有感染灶。大部分患者没有全身炎症反应综合征或者不明显。少阳病的特点就是正邪相争，严重肝病会抑制免疫，免疫应答降低。

我们去南京会诊一个患者就是这样。他患有严重的肝病，但全身炎症反应综合征不明显，没有发热，查血象在正常范围，白细胞不高，也找不到感染灶。但是因为脉数，我们给患者用了抗生素。他坐火车回新疆，在火车上不停地咳吐大量腥臭脓痰。原来是发生了肺部感染，而且是继发的肺脓肿。

## 九、甘草小麦大枣汤证

《重订伤寒杂病论》559. 妇人脏躁，喜悲伤欲哭，像如神灵所作，数欠伸，甘麦大枣汤主之。（金匮·妇人杂病篇）

甘草小麦大枣汤

甘草（三两）　小麦（一升）　大枣（十枚）

上三味，以水六升，煮取三升，温分三服。亦补脾气。

小麦是一个典型的疏肝药，小麦、麦芽、麦苗都能疏肝，麦苗还可以用来退黄疸，这是张锡纯的办法。小麦能健脾，也能养心。大枣能健脾，也能养心。所以甘麦大枣汤可以归在少阴病篇，可以归在太阴病篇，还可以归在少阳病篇。这个方能够补脾气改善食欲，对那种要死要活、不吃不喝的患者见效非常迅速。其他改善食欲的处方对此没有效果。比如说女孩失恋了，精神受到严重刺激，天天哭，不吃不喝，没有食欲。这种情况服用甘麦大枣汤，确实有效。这个方不仅治不吃不喝、没有食欲，还能让患者不再伤心哭泣。厚朴麻黄汤也用小麦，小麦疏肝扩张气道，能解除痉挛。有的患者来看病，说着说着就号啕大哭，就可以用甘麦大枣汤。小儿夜啼，"像如神灵所作"，在农村就会采用祝由的办法"叫魂儿"，我们用甘麦大枣汤加点儿镇静的药，再加蝉蜕也有效。

## 十、柴胡桂枝汤证

《重订伤寒杂病论》84. 伤寒六七日，发热，微恶寒，肢节烦疼，微呕，心下支结，外证未去者，柴胡桂枝汤主之。(146)

柴胡桂枝汤

桂枝（去皮，一两半）　黄芩（一两半）　人参（一两半）甘草（炙，一两）　半夏（洗，二合半）　芍药（一两半）　大枣（擘，六枚）　生姜（切，一两半）　柴胡（四两）

上九味，以水七升，煮取三升，去滓，温服一升。本云人参汤，作如桂枝法，加半夏、柴胡、黄芩，复如柴胡法。今用人参作半剂。

柴胡桂枝汤常用来治疗慢性肝病合并感冒，桂枝汤治太阴病外证，治肌肉的病。比如腿屈伸不利，我们用小柴胡汤，但是由于肌肉的组织水肿压迫神经，就用桂枝汤，所以柴胡桂枝汤可以用来治坐骨神经痛。身体两侧的疾病用小柴胡汤，牙龈肿用桂枝汤，若伴有发炎、疼痛，加黄连、石膏，还不见效，问大便通不通，大便不通再加大黄。有时候感冒会诱发一部分智齿冠周炎，用柴胡桂枝汤也可以治疗智齿冠周炎。

# 第三节　太阴阳明同病

枳术丸是太阴和阳明同病的方，前面已经讲过，不再详细讲述。太阴和阳明同病的方还有栀子干姜汤、白虎加人参汤等。

## 一、栀子干姜汤证

《重订伤寒杂病论》325. 伤寒，医以丸药大下之，身热不去，

微烦者，栀子干姜汤主之。（太阳病篇·80）

栀子干姜汤

栀子（擘，十四个） 干姜（二两）

上二味，以水三升半，煮取一升半，去滓，分二服，温进一服。得吐者，止后服。

《重订伤寒杂病论》326：凡用栀子汤，病人旧微溏者，不可与服之。我们用栀子汤，如果患者旧有微溏（旧有微溏是痼疾），患者有脾虚痼疾。对于脾虚痼疾患者，不可以用栀子汤，用了栀子汤他更不吃东西，这个方太寒凉了，这时要用栀子干姜汤。比如我们治疗牙痛，对脾虚的人就可以用干姜，但是他现在上火了，发炎了，就可以用栀子，合起来叫作栀子干姜汤。栀子擅长于治疗炎症导致的红肿热痛，可以外用，腰部扭伤等都可以用栀子，脾虚的人发生急性炎症，代表方是栀子干姜汤，也不是只能用栀子干姜汤。例如，脾虚的人慢性痢疾急性发作可以用连理汤。方中的黄连对肠道细菌有特异性。这种寒温并进的思想在张仲景的处方里表现得非常突出。

栀子干姜汤中栀子十四枚、干姜二两，栀子为君药，张仲景很多方都是治病求标，而不是我们所理解的治病求本。栀子干姜汤是为了消炎，只是因为脾阳虚，用栀子会更加伤害脾阳，炎症也不能彻底治好，这个时候要配干姜，但是这两个药的剂量完全不同。要想见效快，应该治病求标，等这个炎症下去以后再求本。如果牙龈肿痛减轻，剩下一点儿老不好，可以把栀子的剂量降下来，干姜的剂量升上去。

## 二、白虎加人参汤证

《重订伤寒杂病论》330. 伤寒若吐若下后，七八日不解，热结在里，表里俱热，时时恶风，大渴，舌上干燥而烦，欲饮水数升者，

白虎加人参汤主之。（太阳病篇·168）

白虎加人参汤

知母（六两） 石膏（碎，一斤） 甘草（炙，二两） 人参（二两） 粳米（六合）

上五味，以水一斗，煮米熟汤成，去滓，温服一升，日三服。

此方立夏后、立秋前，乃可服，立秋后不可服；正月、二月、三月尚凛冷，亦不可与服之，与之则呕利而腹痛。诸亡血虚家，亦不可与，得之则腹痛利者，但可温之，当愈。

白虎加人参汤和栀子干姜汤一样，也是个太阴和阳明同病的方。但是栀子干姜汤治的是局部的炎症反应，而白虎加人参汤治的是全身炎症反应综合征。一般轻微的炎症，就表现在局部的红肿热痛。严重的炎症会导致发热，出现全身炎症反应综合征，表现为大热、大渴、大汗、脉洪大。高动力循环的白虎汤证，如果伴有气虚，则加人参。后面加减四时用药法会讲到"此方立夏后、立秋前乃可服，立秋后不可服；正月、二月、三月尚凛冷，亦不可服，与之则呕利而腹痛。""诸亡血虚家，亦不可与，得之则腹痛利者，但可温之，当愈。"白虎汤要见效快，需要重用石膏和知母，容易伤脾阳。对虚人使用白虎加人参汤，还是要慎用。

《重订伤寒杂病论》331. 伤寒无大热，口燥渴，心烦，背微恶寒者，白虎加人参汤主之。（太阳病篇·虎加人）

《重订伤寒杂病论》333. 若渴欲饮水，口干舌燥者，白虎加人参汤主之。（阳明病篇·虎加人）（金匮·消渴小便不利淋病篇同）

白虎加人参汤可以治糖尿病。

《重订伤寒杂病论》335. 服桂枝汤，大汗出后，大烦渴不解，脉洪大者，白虎加人参汤主之。（太阳病篇·26）

"服桂枝汤，大汗出后，大烦渴不解，脉洪大者"，说明转阳明用白虎加人参汤。这与麻黄汤转阳明不一样，说明桂枝汤证的人是气虚的体质，所以转阳明要加人参。

## 三、厚朴生姜半夏甘草人参汤

《重订伤寒杂病论》111. 发汗后，腹胀满者，厚朴生姜半夏甘草人参汤主之。(66)

厚朴生姜半夏甘草人参汤

厚朴（炙，去皮，半斤）　生姜（切，半斤）　半夏（洗，半升）　甘草（炙，二两）　人参（一两）

上五味，以水一斗，煮取三升，去滓，温服一升，日三服。

厚朴生姜半夏甘草人参汤也是一个太阴阳明同病的方。太阴脾虚的人外感后发汗，出现腹胀，其实不发汗也可以出现腹胀。感冒以后肾上腺素分泌增加，用了麻黄（具有拟肾上腺素作用），进一步抑制胃肠道蠕动，导致腹胀，用厚朴生姜半夏甘草人参汤，它的剂量是厚朴半斤、生姜半斤、半夏半斤、炙甘草二两、人参一两。我的习惯是用厚朴、生姜各30g，半夏15g，甘草6g，人参3g，剂量递减。厚朴是君药，人参、甘草是佐使药。所以还是一句话：治病求标。胃肠消化功能不良是一个内伤病，用了厚朴生姜半夏甘草人参汤以后见效很快。腹胀已经缓解十之七八，如果还有一点儿不舒服，就用人参甘草半夏生姜厚朴汤，把厚朴、生姜、半夏的剂量往下减，把人参、甘草的剂量往上增，这个时候才是治病求本。如果不学《伤寒论》，针对此证，我觉得一般刚学中医的学生肯定会开六君子汤或者是香砂六君子汤，其实见效反而会慢。

## 四、干姜黄芩黄连人参汤

《重订伤寒杂病论》187. 伤寒本自寒下，医复吐下之，寒格，更逆吐下，若食入口即吐，干姜黄芩黄连人参汤主之。

干姜黄芩黄连人参汤

干姜　黄芩　黄连　人参（各三两）

上四味，以水六升，煮取二升，去滓，分温再服。

干姜黄芩黄连人参汤可以治糖尿病、糖尿病危象、酮症酸中毒，不是糖尿病危象也能用。脾虚的糖尿病患者要用黄连来降血糖，需要配伍人参、干姜。糖尿病患者很多合并胆囊炎、胆结石。这是糖尿病的一个并发症，需要加黄芩，就是干姜黄芩黄连人参汤。黄连降血糖的作用和它的剂量呈正相关，但是随着黄连剂量的增加会刺激消化道，这时候可以加干姜、人参去拮抗黄连的副作用。用这个方治疗糖尿病时就可以把黄连的剂量给涨上去。全老师在这一方面做得最好。其实我们讲过，黄连汤、黄芩汤都是用干姜、人参。

此方为什么不用半夏呢？严重呕吐的患者服药是困难的，用化疗药后呕吐严重，我们开的药是非常少的。用完化疗药以后导致的严重呕吐用半夏治疗没有效果，我们就喜欢开干姜黄芩黄连人参汤（干姜 3g、人参 3g、黄连 3g、黄芩 3g）。如果这个方都嫌大，患者还是吃不下去，就用苏叶黄连汤，这个方更简单。这种人吞水都很困难，用半夏止呕不管用。

# 五、苓甘五味加姜辛半杏大黄汤证

《重订伤寒杂病论》105. 若面热如醉，此为胃热上冲，熏其面，加大黄以利之。

苓甘五味加姜辛半杏大黄汤

茯苓（四两）　甘草（三两）　五味子（半升）　干姜（三两）　细辛（三两）　半夏（半升）　杏仁（半升）　大黄（三两）

上八味，以水一斗，煮取三升，去滓，温服半升，日三服。

苓甘五味加姜辛半杏大黄汤也可以治太阴阳明同病。

## 六、大半夏汤证

《重订伤寒杂病论》433. 胃反呕吐者，大半夏汤主之。（《千金》云：治胃反不受食，食入即吐。《外台》云：治呕，心下痞硬者。）（金匮·呕吐哕下利病篇）

大半夏汤

半夏（二升，洗完用）　人参（三两）　白蜜（一升）

上三味，以水一斗二升，和蜜扬之二百四十遍，煮药取二升半，温服一升，余分再服。

大半夏汤证的胃反呕吐，见于幽门梗阻，朝食暮吐，暮食朝吐。幽门梗阻多见于胃癌。因为过去没有手术，胃癌导致幽门狭窄，从而引起幽门梗阻，但是不能开刀。大半夏汤用了 3 个药，这 3 个药很有意思：第一，幽门梗阻不能吃东西，就表现为气虚，所以要用人参，人参能够改善胃癌、食管癌患者的代谢；第二，患者吃不下去，加了一个和胃降逆的半夏；第三，又加白蜜，既能够补充糖分，又能够使药物形成黏液质，通过狭窄的幽门往下走。其实大半夏汤仅仅是一个对症的方，它治不了幽门梗阻。不光是幽门梗阻，食道梗阻到后期患者完全吃不下东西，喝水都困难。在还能喝点儿水的时候，也可以用这个方。这个方也能够改善患者的代谢，患者症状缓解会觉得比较舒服。其实改善患者代谢最简单的方法是输液，可以从静脉给药，何必这么费劲。但是古人没办法，而现在可以输液。

## 七、半夏干姜散证

《重订伤寒杂病论》434. 干呕吐逆，吐涎沫，半夏干姜散主之。

（金匮·呕吐哕下利病篇）

半夏干姜散

半夏　干姜（各等分）

上二味，杵为散，取方寸匕，浆水一升半，煎取七合，顿服之。

半夏止呕，干姜抑制腺体分泌治涎沫，两药合起来就是半夏干姜散。

# 八、干姜人参半夏丸证

《重订伤寒杂病论》435. 妊娠，呕吐不止，干姜人参半夏丸主之。（金匮·妇人妊娠病篇）

干姜人参半夏丸

干姜　人参（各一两）　半夏（二两）

上三味，末之，以生姜汁糊为丸，如梧子大，饮服十丸，日三服。

妊娠加人参是为了固胎，半夏主要是在早孕期影响胎儿着床。当出现早孕反应时，半夏对胎儿的影响并不大。干姜人参半夏丸是治疗气虚呕吐的一个基本方。它能够改善消化道的功能，治呕吐有半夏；治大便利或者吐涎沫有干姜；治气虚有人参；如果还有炎症，则加黄芩、黄连，就是半夏泻心汤。半夏、干姜调节消化道功能，痞、呕、利是功能失调。黄芩、黄连抗炎，人参扶正，是免疫调节剂。如果你单纯去处理消化道的功能，就用半夏干姜人参丸。如果还有炎症，加点儿黄芩、黄连，就是半夏泻心汤。所以张仲景配方的思路还是很简单的。

我读硕士的时候，一个患者吃了成都中医药大学一个内科学大家开的方子，感觉很难受，恶心、心烦，不舒服。他来门诊找亓老师（亓鲁光老师），亓老师一看是半夏泻心汤。亓老师说："这方没有问题啊，一剂药改成吃 3 天，接着吃。"第二次门诊，患者来了，说一剂药改成吃 3 天以后很舒服，消化道症状缓解得很迅速。这是我亲眼看见的一个验案。这说明一个问题，就是剂量很关键。对这种寒热错杂正邪交争的人，如果剂量太大了，患者吃了会不舒服。但有时候小剂量也治不了病，也得看是什么情况。

张仲景的处方，一个优点就是套路很强。你会发现张仲景的制方和加减，完全是一个套路走下去。其实《伤寒杂病论》的内容是很简单的，关键是要把他那个套路抓出来。为什么我们抓不出他的套路？因为我们学《中医方剂学》是一个方一个方地学的。张三讲麻黄汤，然后李四讲白虎汤，方与方之间是没有关系的。我们辨证论治时，患者此时此刻就是一个白虎汤证。你看不到患者的昨天，也看不到患者的明天。既没有未来，也没有希望，这种人就活在当下，是很痛苦的。很多中医完全是活在当下的，没有过去，没有未来。但是张仲景的制方，它是有过去、有未来的，有一个动态变化的过程。我们受《中医方剂学》和《中医内科学》的影响，在临床上往往不清楚这个动态变化。《中医方剂学》把一个病分成几个证型，这几个证型没关系，你辨它是什么就是什么。其实疾病不是这样子的，它是动态发展变化的。你看《中医内科学》给大家讲咳嗽，外寒内饮用小青龙汤，但是它不告诉你小青龙汤发完表怎么办。它讲治疗黄疸用茵陈蒿汤，但是没有告诉你大便下完了怎么办，再用茵陈蒿汤患者就要躺下了，拉不出大便来了，还拉什么呢？它没有告诉你后续的治疗。还有《中医内科学》的证是孤立的，证与证之间没有关系，其实怎么可能没有关系？张仲景写了一个不合常理的病例，他说来了个患者："脉浮，自汗出，小便数，心烦，微恶寒，脚挛急，反与桂枝，欲攻其表，此误也。"这个人不是一个桂枝汤证，用了桂枝汤"此误也"，"得之便厥，咽中干，烦躁，吐逆者"。这个人其实是要用甘草干姜汤，以复其阳。用桂枝汤误治伤阳，阳伤了以后脚挛急、抽筋，"若厥愈足温者，更作芍药甘草汤"，芍药缓急，用了之后脚就不抽筋了。之后他又大便不通，还说胡话，说胡话就用调胃承气汤去泻，为什么要用调胃承气汤呢？因为他脾虚，用了大、小承气汤容易肚子疼，所以用调胃承气汤。用完调胃承气汤，"若重发汗，复加烧针者，四逆汤主之"。对这种患者先开甘草干姜汤，之后开芍药甘草汤，这两个方我们都好理解，甘草干姜汤、芍药甘草汤，一个温阳，一个养阴缓急。吃完以后，然后再开大黄去下，下完之后又开附子温。你觉得他治病有套路吗？没有套路，非常混乱。这条说明什么问题呢？

　　我把这4个方合起来讲。他用了四逆汤、甘草干姜汤、调胃承气汤、芍药甘草汤，4个方合起来，就是我们的一个验方——回阳退火汤（附子6g、干姜6g、炙甘草15g、大黄6g、黄连9g、黄芩6g、芍药9g、牡丹皮6g、细辛3g），专门治口疮、牙龈肿痛。这个方的特点就是把张仲景的不合常理的方用到了极致。比上面那个医案还不合常理。这个方我自己实践过很多次，我是脾肾阳虚的体质，我的智齿冠周炎总是因为疲劳、上火发作，然后大便干，不好解。我一般是用三黄片配附子理中丸，有时候家里没有附子理中丸，就用三黄片配金匮肾气丸，但见效最快的是三黄片配附子理中丸。为什么用三黄片配附子理中丸呢？既然上火有炎症，就用黄芩、黄连，既然大便拉不出来，就用大黄，既然脾肾阳虚就用附子、干姜，那就是三黄片配附子理中丸。为什么用细辛？因为有疼痛。脾肾阳虚就用甘草干姜汤、四逆汤、苓甘五味加姜辛半杏大黄汤、肾气丸。这些方中的干姜配大黄、附子配丹皮，合并了调胃承气汤。因为脾肾阳虚，用了大黄会引起腹痛，所以用调胃承气汤。再合大黄附子汤，有大黄、附子、细辛。回阳退火汤中还含有附子泻心汤的组成——大黄、附子、黄芩、黄连。泻心汤、黄芩汤、芍药甘草汤都在这个方里。回阳退火汤用9个药，把寒热错杂的方糅合在一起。大家用这个方治这种脾肾阳虚的人出现的口疮、牙龈肿痛，或者出现头面部的其他疾病比如颌下腺、淋巴结的炎症都很有效。这个处方有温脾的干姜，这是太阴经的药；有温肾的附子，这是少阴经的药；大黄是阳明经的药；黄芩、芍药、丹皮是少阳经药。如果牙龈肿痛是感冒诱发的，在这个处方里加一味防风，这是太阳经的药；出现厥阴病就用吴茱萸的颗粒剂用醋调敷贴脚心，能够减轻疼痛和炎症。这样六经就齐了。为什么这个处方里面没有用防风？因为它不是必需的。升阳散火一般用升麻、防风等药。在李东垣的学说中，太阴病才用升阳散火的办法。回阳退火汤里有治疗少阴病的药，一般不用升阳散火的办法。升阳散火多用于太阴阳明这条轴的疾病，或者太阴病兼有炎症。如果到了少阴，一般不用升阳散火，用了之后容易拔少阴肾根。例如少阴病要用升麻，一定是在太阴与少阴同病时，在补肾用地黄、山药的基础上配升麻。麻黄拔肾根，对肾虚的人用麻黄汤或者小青龙汤需要加附子、地黄、山药。阳和汤就有麻黄，同时有地黄。肝肾阴虚的人用了柴胡会不舒服，容易导致血压升高，滋水清肝饮就用柴胡，但是里面含有六味地黄丸。回阳退火汤其实就是张仲景的方。我们就是用这种"不合常理"的办法处理临床上的痼疾。这种思路很有意思。我们其实就是把《伤寒杂病论》换了一种读法。

阳明病有 3 个代表药——黄连、栀子、石膏。黄连泻心，栀子清局部的热，石膏治疗全身炎症反应综合征。太阴病有 3 个代表药——干姜、人参、白术。黄连配干姜、黄连配人参见于干姜黄芩黄连人参汤；栀子配干姜出自栀子干姜汤；石膏配干姜出自续命汤；石膏配人参出自白虎加人参汤。太阴病的特点是：第一，消化吸收与合成代谢功能紊乱。第二，免疫功能低下。阳明病的特点是局部的炎症和全身的炎症反应。因为炎症兴奋交感神经，交感神经导致肠道蠕动功能减退形成便秘，就是承气汤证，总之它是一个急性的炎症反应。急性的炎症反应和免疫之间密切相关，炎症老不好是因为免疫系统功能有问题。所以太阴和阳明就构成了我们机体免疫应答的一根轴。

以上讲的是太阴阳明同病。少阴阳明同病是附子泻心汤证，厥阴阳明同病是戊己丸证、乌梅丸证。其实可以总结一下，张仲景在各条经都有他的用药规律。我看病时在我的脑子里面，首先想到的不是用哪一个方。牙龈肿痛、舌尖红，我开栀子，腹泻开干姜，就是栀子干姜汤。不光是栀子干姜汤，干姜黄芩黄连人参汤也是这样开出来的，它就是一个套路。不过需要注意人参促进炎症的应答，如果剂量用得不好，会导致肿得更厉害。但也不是有炎症就不用人参，太阴脾虚的人不用人参，炎症就好不了，所以白虎汤要加人参。这就需要你自己斟酌。用栀子干姜汤治疗牙龈肿痛，不同部位的牙痛用药都不一样。

# 第四节　太阴少阴同病

现在讲太阴病和少阴病、厥阴病的关系。第一个关系是三阴递进，只要是虚损的疾病，不管是少阴还是厥阴，都兼有太阴脾虚。太阴司管形质，只要形质受损，一定是太阴出了问题，当然再严重一点儿就是少阴出问题了，再严重一点儿就是厥阴出问题了。"太阴为病，脉弱"，脉搏没有力气就是太阴病；如果脉微，就是少阴病；如果脉微欲绝，就是厥阴病。太阴是形质病的基础改变，为什么我们读厥阴病篇读不懂，就是因为三阴是递进关系，它的药是一层一层地加上去，也正是因为这个原因。你再去理解"脾胃内伤，百病由生"，思路就会更清楚。不是告诉你所有的病只能补脾，我们讲过胃寒，不能吃凉东西，用理中丸；同时有手脚冰凉的症状，理中丸效果不好，用附子理中丸；附子理中丸再不行，同时脉弦细无力，用丁附理中丸。从太阴病到少阴病到厥阴病，是太阴病的基础在打底。比如太阴病和少阴病的关系：第一个关系是用"参附"。例如，"阳气"是两个字，指阳和气，"阳气者若天与日"也是两个东西，"天"是气，"日"是阳。《黄帝内经》中的话不是乱写的。"阳气者，若天与日，失其所则折寿而不彰。" "失其所"首先会命短；"不彰"是指阳虚的人萎靡，没有精神，所以就"折寿而不彰"。首先是气虚，气虚递进一步就是阳虚，如果你用人参补气不见效，稍加 3g 附子。你用附子温阳，觉得效果还不好，稍加 3g 人参，就能提高疗效。第二个关系是"姜附"。干姜能够增强附子的疗效，促进肾上腺激素的分泌，附子无姜不热。再比如你要提高患者的消化功能，用白术去配附子，《近效方》术附汤"暖中补肌，益精气"。

# 一、枳实薤白桂枝汤证

《重订伤寒杂病论》575. "胸痹，心中痞，留气结在胸，胸满，胁下逆抢心，枳实薤白桂枝汤主之，人参汤亦主之。"（金匮·胸痹心痛短气病篇）

枳实薤白桂枝汤

枳实（四枚）　厚朴（四两）　薤白（半斤）　桂枝（一两）栝蒌实（捣，一枚）

上五味，以水五升，先煮枳实、厚朴，取二升，去滓，纳诸药，煮数沸，分温三服。

这是讲冠心病的治疗：如果伴有"胁下逆抢心"，就是上腹胀满的实证，要用枳实来破气，就用枳实薤白桂枝汤；如果是虚证，则"人参汤亦主之"。这里有个问题，餐后心绞痛发作的人，要么阳明胃滞用枳实，要么有脾虚，可用人参汤，就是把理中丸中的炙甘草换成生甘草。

## 二、甘姜苓术汤证

《重订伤寒杂病论》506. 肾著之病，其人身体重，腰中冷，如坐水中，形如水状，反不渴，小便自利，饮食如故，病属下焦。身劳汗出，衣（一作表）里冷湿，久久得之。腰以下冷痛，腹重如带五千钱，甘姜苓术汤主之。（金匮·五脏风寒积聚病篇）

甘草干姜茯苓白术汤

甘草　白术（各二两）　干姜　茯苓（各四两）

上四味，以水五升，煮取三升，分温三服，腰中即温。

我再讲一个太阴和少阴有关的例子，甘姜苓术汤（肾着汤）能治腰疼。如果患者来找你看胃病，同时伴有腰疼，白带又多，补肾不见效，你可以用甘姜苓术汤。

## 三、四逆加人参汤证

《重订伤寒杂病论》589. 恶寒，脉微（一作缓）而复利，利止，亡血也，四逆加人参汤主之。（霍乱病篇·385）

四逆加人参汤

甘草（炙，二两）　附子（生，去皮，破八片，一枚）　干姜（一两半）　人参（一两）

上四味，以水三升，煮取一升二合，去滓，分温再服。

四逆加人参汤用人参补气，也是用人参配附子。

## 四、茯苓四逆汤证

《重订伤寒杂病论》602. 发汗若下之，病仍不解，烦躁者，茯

苓四逆汤主之。（太阳病篇.97）

茯苓四逆汤

茯苓（四两）　人参（一两）　　附子（生用，去皮，破八片，一枚）　甘草（炙，二两）　干姜（一两半）

上五味，以水五升，煮取三升，去滓，温服七合，日二服。

茯苓四逆汤是在四逆加人参汤的基础上加茯苓四两。

## 五、附子汤证

《重订伤寒杂病论》603. 少阴病，得之一二日，口中和，其背恶寒者，当灸之，附子汤主之。（304）

附子汤

附子（炮，去皮，破八片，二枚）　茯苓（三两）　人参（二两）　白术（四两）　芍药（三两）

上五味，以水八升，煮取三升，去滓，温服一升，日三服。

因为有"其背恶寒"，就用附子汤。附子汤就是真武汤去生姜加人参，增强附子的温阳作用。我们用附子温阳时，如果伴有气虚，则要加人参，这样附子的温阳作用就会增强。人参和干姜对附子都有增效作用。明明是肾阳虚水湿泛滥的少阴病，张仲景为什么要用白术、茯苓呢？三阴中主管水液代谢的就是太阴和少阴。白术、茯苓主管水液代谢，所以温肾、补肾的同时需要健脾化饮，健脾化饮就在太阴。我们很多时候没想明白，是因为我们没有弄清楚三阴之间是递进关系，我们截然地把这个病分出了太阴、少阴和厥阴。其实太阴、少阴、厥阴是疾病的一个递进关系。但是三阴和三阳不一样，三阳是传变关系，太阳病完全传到阳明，太阳病就没有了。太阳病完全传到少阳，太阳病也没有了。如果我们用三阳的思维去套三阴会套出病来。三阴是一层一层地加码，是个递进关系。

## 六、阳和汤证

我们治疗乳腺癌的一个方——阳和汤，里面有姜炭。我们经过实验证实：干姜在阳和汤里面能够显著延长乳腺癌患者的生存期。阳和汤是少阴病的方，阳和汤证是一个太少两感证。方中还有鹿茸，为什么阳和汤用鹿茸不用附子？因为附子温，鹿茸补。我们讲过鹿茸含雄激素，雄激素促进鹿角的生长，鹿角长得越粗越壮，越美观，就越能战胜其他雄鹿，吸引雌鹿获得交配权。鹿角长得粗不粗、壮不壮，取决于角里面含的雄激素。鹿茸含有雄激素，所以可用来治疗乳腺癌，其实这是原因之一。附子温，鹿茸补，立秋以后给患者用膏方进补，我们肯定会选鹿茸不会选附子。如果一个病因为阳虚定期发作，则发作期应该用附子。但是要用膏方断病根，需要用鹿茸。干姜配鹿茸，和干姜配附子是一个道理，只是药不同而已。阳和汤没有用附子，但是用了肉桂。因为肉桂通任脉，有乳无经，有经无乳，经血上通于乳腺，不能下行于子宫，导致乳腺增生的人月经量少。用桂枝通经，力量不够，再用 30g 牛膝，可以用川牛膝，也可以用怀牛膝，还可以用川牛膝 30g、怀牛膝 30g。方药中教授的苍牛防己汤用川牛膝 30g、怀牛膝 30g、苍术 30g、防己 30g、大腹皮 30g、白术 30g，方教授把功效相近的药物相须使用，效果很好。

# 第五节　太阴厥阴同病

## 一、乌梅丸证

《重订伤寒杂病论》630. 伤寒脉微而厥，至七八日肤冷，其人躁，无暂安时者，此为脏厥，非蛔厥也。蛔厥者，其人当吐蛔。今病者静，而复时烦者，此为脏寒。蛔上入其膈，故烦，须臾复止；得食而呕，又烦者，蛔闻食臭出，其人常自吐蛔。蛔厥者，乌梅丸主之。又主久利。（338）（金匮·跌蹶手指臂肿转筋阴狐疝蛔虫病篇同）

乌梅丸

乌梅（三百枚）　细辛（六两）　干姜（十两）　黄连（十六两）　当归（四两）　附子（炮，去皮，六两）　蜀椒（出汗，四两）　桂枝（去皮，六两）　人参（六两）　黄柏（六两）

上十味，异捣筛，合治之。以苦酒渍乌梅一宿，去核，蒸之五斗米下，饭熟捣成泥，和药令相得。纳臼中，与蜜杵二千下，丸如梧桐子大。先食饮服十丸，日三服，稍加至二十丸。禁生冷、滑物、臭食等。

乌梅丸的用药体现了三阴的递进关系。太阴的干姜、人参，加少阴的附子、细辛，再加厥阴的蜀椒、乌梅。

## 二、麻黄升麻汤证

《重订伤寒杂病论》123. 伤寒六七日，大下后，寸脉沉而迟，手足厥逆，下部脉不至，喉咽不利，唾脓血，泄利不止者，为难治，麻黄升麻汤主之。（厥阴病篇·357）

麻黄升麻汤

麻黄（去节，二两半）　升麻（一两一分）　当归（一两一分）　知母（十八铢）　黄芩（十八铢）　葳蕤（一作菖蒲，十八铢）　芍药（六铢）　天门冬（去心，六铢）　桂枝（去皮，六铢）　茯苓（六铢）　甘草（炙，六铢）　石膏（碎，绵裹，六铢）　白术（六铢）　干姜（六铢）

上十四味，以水一斗，先煮麻黄一两沸，去上沫，纳诸药，煮取三升，去滓，分温三服。相去如炊三斗米顷，令尽，汗出愈。

麻黄升麻汤里面有干姜、白术、茯苓，也是在太阴的基础上加少阴的天门冬、葳蕤。麻黄升麻汤治疗难治性感染，比如治脏器功能不全导致的菌群紊乱综合征，一般的中药效果都不好，可用麻黄升麻汤治疗。麻黄升麻汤的用药也是一个三阴递进关系。

## 三、鳖甲煎丸证

《重订伤寒杂病论》666. 病疟，以月一日发，当以十五日愈；设不瘥，当月尽解；如其不瘥，当如何？师曰：此结为癥瘕，名曰疟母，急治之，宜鳖甲煎丸。（金匮·疟病篇）

鳖甲煎丸

鳖甲（炙，十二分） 乌扇（烧，三分） 黄芩（三分） 柴胡（六分） 鼠妇（熬，三分） 干姜（三分） 大黄（三分） 芍药（五分） 桂枝（三分） 葶苈（一分） 石韦（去毛，三分） 厚朴（三分） 牡丹（去心，五分） 瞿麦（二分） 紫葳（三分） 半夏（一分） 人参（一分） 䗪虫（熬，五分） 阿胶（炙，三分） 蜂窠（熬，四分） 赤硝（十二分） 蜣螂（熬，六分） 桃仁（二分）

上二十三味为末，取锻灶下灰一斗，清酒一斛五斗，浸灰，候酒尽一半，着鳖甲于中，煮令泛烂如胶漆，绞取汁，纳诸药，煎为丸，如梧子大，空心服七丸，日三服。（《千金方》用鳖甲十二片，又有海藻三分、大戟一分、虫五分，无鼠妇、赤硝二味，以鳖甲煎和诸药为丸）

鳖甲煎丸是以柴胡桂枝干姜汤打底，不外乎它把牡蛎换成了鳖甲，因为它入厥阴经，这是一个复形质的方。鳖甲煎丸的组方也是三阴递进关系。方中桂枝、干姜、人参属太阴；蜂房有雄激素，用来治阳痿，属少阴；小柴胡汤属少阳，加鳖甲就属厥阴了。一个肝病患者感冒了，我们该开小柴胡汤，用柴胡、黄芩、人参、半夏，"见肝之病，知肝传脾"，加桂枝、干姜、人参。患者肝硬化以后生殖器会萎缩，男性乳腺会发育，加蜂房，我们用蜂房来治阳痿。酒精影响肝脏的雌激素灭活，长期酗酒的人，雌激素灭活障碍，乳腺就大，可以用蜂房增加雄激素。因为雌激素多了，我们就用瞿麦抗雌激素，比如瓜蒌瞿麦丸就用瞿麦。肝硬化又导致脾亢，白细胞降低，就用石韦，石韦能够升高白细胞。红细胞降低用阿胶。肝硬化导致凝血紊乱，可以用土鳖虫，一系列的虫药就用上去了。其实这些虫药不是都要用的，比如鼠妇可以不用，用土鳖虫就可以了。使用土鳖虫时有一个问题，如果肝硬化患者有明显出血倾向，就不能用土鳖虫，这时就可以换成茜草，比如四乌鲗骨一芦茹丸中就用茜草，也可以治疗肝硬化出血。肝硬化有形质损伤，加鳖甲活血软坚。射干其实是一个疏肝药物，甘露消毒丹是一个治疗少阳夹湿的方，里面就有射干。凌霄花是个活血的药，桃仁能够抗纤维化，增强鳖甲的软坚散结作用，肝硬化患者有炎症活动，可以不用人参。如果你要改善慢性炎症，又不想用人参，可以换成太子参。肝硬化经常合并胆囊炎、胆结石，用芍药利胆。如果是女性患者，肝硬化雌激素灭活障碍，子宫内膜增生增厚，瞿麦可以多用。如果患者没有出血倾向，表现高凝状态，那你就把活血药全用上去，并且多用一点儿。葶苈子关闭水通道蛋白，有腹水加防己，这是己椒苈黄丸的架构。患者出现腹胀用厚朴，可以再加大腹皮，便秘加大黄。肝硬化是由病毒引起的，它就有伏邪，用黄芩去配丹皮。如果蛋白低，就加白术30g。其实我觉得弄清楚鳖甲煎丸的加减套路之后就会运用自如，没有必要去背它。

## 四、九痛丸证

《重订伤寒杂病论》649. 九痛丸：治九种心痛。（金匮·胸痹心痛短气病篇）

九痛丸

附子（炮，三两）　生狼牙（炙香，一两）　巴豆（去皮心，熬，研如脂，一两）　人参　干姜　吴茱萸（各一两）

上六味，末之，炼蜜丸，如梧子大，酒下，强人初服三丸，日三服，弱者二丸。兼治卒中恶，腹胀痛，口不能言。又治连年积冷，流注心胸痛，并冷肿上气，落马坠车血疾等，皆主之。忌口如常法。

九痛丸治疗9种心痛急性发作，这是一个救急的方，也是厥阴病的方。人参、干姜属太阴；附子属少阴；吴茱萸属厥阴。

总结：人和动物的区别之一就是人直立行走了，由于人直立行走了，地心引力导致食物自然从上往下走，从而导致我们消化功能减退。因为有地心引力帮助我们消化食物，加上我们又吃熟的食物，所以我们不需要长獠牙了。人直立行走以后中气下陷成为一个问题。这个问题就困扰着人类。血要对抗地心引力输送到头上去，所以起床猛了大脑就缺血。"多卧少起，头重不举"，严重缺血还会导致脑血栓。人体的脏器立起来，由于地心引力的作用容易往下掉，比如胃下垂、肾下垂、脱肛、子宫下垂、痔疮等。所以李东垣的学说才有了市场。把李东垣的套路拿去医狗，不容易见效，因为狗不是直立行走的。你要想把太阴病篇弄清楚，一定要去学习"太阴阳明论"。只有把《黄帝内经》的太阴阳明论学清楚学明白，才能够更好地理解《伤寒论》的太阴病篇。我们弄清楚脾胃病用药法图（彩图6），就会明白食管癌可以用小青龙汤去麻黄加附子。严重的痰饮，比如食管癌，不光治太阴，还需要治少阴，所以去麻黄加附子。

从五行升降图（彩图7）我们可以看到太阴病是怎样影响人体的金、木、水、火、土。比如说中焦堵了，火就不能下行，导致心肾不交，应该用黄连汤，就是半夏泻心汤去黄芩加桂枝（肉桂），里面含交泰丸。

# 第二部分　东垣研究

　　李东垣的学术思想我大概总结为五大部分内容。他比较特色的学术思想是气化学说，气化学说强调补气升阳，通过补气升阳调整人体的气化，发挥为升阳益胃、升阳举陷、升阳除湿、升阳散火、升阳托邪等不同作用。这是他对人体气化学说一个很重要的应用。大家学李东垣的学术思想，主要就是学补气升阳。实际上他还有其他学术贡献，包括内伤发热学说，甘温除热就是用来治疗内伤发热的方法。还有脾胃理论，李东垣也因此被后世称为补土派。最后是他的五行制化和用药法象。五行制化涉及中医的脏腑辨证，有他独到的一些理论；李东垣还发展了认知中药的一个很重要的方法——法象药理。在他之前也有用药法象，但是李东垣把这个方法上升到一个新的高度。李东垣这五大部分的学术思想和其他人很不一样。

　　如果你仔细研究李东垣的处方，会发现他处方的3个特点：第一是大，第二是杂，第三是乱。听完我的讲课，你再去研究李东垣的方，会发现里边有很多窍门。

# 第一章 气化学说

## 第一节 气化概论

### 一、出入废则神机化灭，升降息则气立孤危

《素问·六微旨大论》："帝曰：不生化乎？岐伯曰：出入废则神机化灭，升降息则气立孤危。故非出入，则无以生长壮老已，非升降，则无以生长化收藏。是以升降出入，无器不有。故器者生化之宇，器散则分之，生化息矣。"这段话是在讲生化。黄帝问有没有不生化的，岐伯先说没有，后面说还是有"真人不生化"的。"真人"在道教中就是指神仙，普通人没有不生化的。没有生化，就没有生长化收藏，就没有生长壮老已。生长壮老已在《素问·上古天真论》就讲了是天数。天数决定了人大概能活 100 岁，有一个由生到死的过程。这个过程要通过生长化收藏完成，也是我们讲的生化。生化的核心是："出入废则神机化灭，升降息则气立孤危。""出入废则神机化灭"是指：人与天地精神相往来，有一个东西叫神机，还有个东西叫气立，就是气化的问题，最后还有"形"，"故器者生化之宇，器散则分之，生化息矣。"人实际上是由形、气、神构成的。人首先要有肉身，肉身还需要代谢，还要有意识。跟外界相沟通，与天地精神相往来，取决于人体的出入，"出入废则神机化灭，

升降息则气立孤危。"没有代谢的人，那是死人。所以人的生命必须要有气化，而气的运动变化核心方式就是升降出入。天地之间的生物，人最奇怪。动物都是爬着走，人站着走，这一站导致人体很多生理功能的改变。人吃进的食物，从口到肛就有了重力作用，重力作用导致人体的消化系统功能减退，所以人的消化能力不如动物。人直立行走以后，头部位置最高，心脏要将血液逆行输入大脑，中气容易下陷。静脉不能自主收缩，静脉收缩要靠静脉窦和肌肉挤压以及胸腔的负压吸引。由于下肢离心脏太远，下肢静脉容易形成血栓，盆腔也容易瘀血，导致慢性盆腔炎反复发作。动物的脏器都是通过韧带固定在脊柱上。人直立行走后脏器受地心引力的影响容易下垂。以上说明人体直立行走以后，生理功能发生了极大改变。我们的前肢解放为手，大脑皮层快速发育，人的大脑内寓识神。先天的元神是由垂体、间脑来控制的。大脑皮层的功能很丰富，使人的元神受到抑制。人站起来以后，人体的气血在一条经上上上下下，起起伏伏，这条经被称为冲脉。从医家和道家来讲，冲脉循行在人体正中间，有人认为冲脉上行到心脏，还有人认为上行到大脑的百会穴。

## 二、气脉常通，故能有子

冲脉起于胞中，一源三歧，下出于会阴穴（肛门和生殖器之间）。子时一阳生，阴茎勃起。人体的子午线就是冲脉，气血在冲脉中上下起伏。《黄帝内经》很多篇讲过气脉，第一篇《上古天真论》就讲过："帝曰：有其年已老而有子者何也。岐伯曰：此其天寿过度，气脉常通，而肾气有余也。"这里讲的就是这个气脉。卫出下焦，肾精化气到中焦，由中焦出于上焦，从瞳孔出来运行周身，就是人体的卫气。气虚的人卫气不够，容易感冒。李东垣最重要的学术贡献之一就在于他对冲脉的认识，以及由冲脉衍生出的中气下陷、内伤发热等一系列的学术思想。

"出入废则神机化灭，升降息则气立孤危"，因为人直立行走，气脉也就是冲脉是立起来的，气脉常通才能有子。气脉常通男性阴茎才能勃起，女性才会排卵。随着年龄的增加，男性阴茎不能勃起，就很难有子，那是按照传统来说，现在有技术手段的干预，也可能有子。

## 三、冲脉与涨跌

人的气门在百会穴，太阳偏西以后人的气门就闭了。《黄帝内经》提到过命门就是瞳孔，气从瞳孔进来之后到肾脏，人就应该睡觉了。早晨太阳从地平线升起来，花也开了，鸟也叫了，气从瞳孔出来周行全身，人就开始一天的活动。这就是一个涨跌。

人的生理功能就是沿着冲脉在涨跌。没有只涨不跌的东西，也没有只跌不涨的东西。人体的涨跌，跌下去时人就休息，合成代谢增强；涨上来时，人要起来工作，人体涨跌的核心就在冲脉。李东垣对冲脉的认知做出了很大的贡献。当然，说到奇经八脉，李时珍也做出了很大贡献。

# 第二节　气化学说：补气升阳

## 一、升阳益胃

### 1. 防己地黄汤

《重订伤寒杂病论》121. 防己地黄汤：治病如狂状，妄行，独

语不休，无寒热，其脉浮。（金匮·中风历节病篇）

气化学说第一个思想就是升阳益胃。防己地黄汤可以治疗失眠、精神分裂症、躁狂症等精神系统疾病。它的核心是大剂量地黄配肉桂。《伤寒杂病论》不分肉桂和桂枝。桂枝是个解热镇痛药，解热镇痛药都有镇静的作用。感冒吃解热镇痛药后不能开车，容易出交通事故。有解热镇痛、镇静作用的桂枝配大剂量地黄发挥治疗失眠的作用，用地黄60~90g，一味药就可以治疗肾虚失眠。

防风味辛，含有挥发油，这些挥发油能够促进胃肠道的蠕动。防风是胃肠道的疏风药，服用大剂量地黄容易出现腹胀，就用防风来拮抗地黄。这其实就是李东垣升阳益胃思想的发源，他的思想根源于《伤寒杂病论》。疏风药很多，如羌活、独活，为什么选防风？因为在这些疏风药里镇静作用最强的就是防风，防风不光疏风还能镇静，防己地黄汤治疗的是独行、谵语、不睡觉。例如玉真散用防风，不光是因为它的镇静作用，还有其他原因：第一，防风能够疏风治疗外风。第二，防风是白附子的特异性解毒药，能够拮抗白附子的毒性，白附子中毒用防风来解毒，还可以加甘草。一个高水平的中医，不能只讲大原则。只讲大原则你会觉得哪个药都可以用。实际上，这表明你的用药不精准。精准治疗取决于你对药物和中医理论的深入理解。

**2. 升阳益胃汤**

脾胃虚则怠惰嗜卧，四肢不收，时值秋燥令行，湿热少退，体重节痛，口干舌干，饮食无味，大便不调，小便频数，不欲食，食不消；兼见肺病，洒淅恶寒，惨惨不乐，面色恶而不和，乃阳气不伸故也。当升阳益气，名之曰升阳益胃汤。（《内外伤辨惑论》）

升阳益胃汤

黄芪（二两）　半夏（洗，此一味脉涩者用）　人参（去芦）

甘草（炙，以上各一两）　独活　防风（以秋旺，故以辛温泻之） 白芍药（何故秋旺，用人参、白术、芍药之类反补肺，为脾胃虚则肺最受邪，故因时而补，易为力也） 羌活（以上各五钱）橘皮（四钱） 茯苓（小便利不渴者勿用） 柴胡 泽泻（不淋勿用） 白术（以上各三钱） 黄连（一钱）

上㕮咀，每服称三钱，水三盏，生姜五片，枣二枚，煎至一盏，去渣，温服，早饭后。或加至五钱。

服药后如小便罢而病加增剧，是不宜利小便，当少去茯苓、泽泻。

若喜食，一二日不可饱食，恐胃再伤，以药力尚少，胃气不得转运升发也，须薄味之食或美食助其药力，益升浮之气而滋其胃气，慎不可淡食以损药力，而助邪气之降沉也。

可以小役形体，使胃与药得转运升发；慎勿太劳役，使气复伤，若脾胃得安静尤佳。若胃气稍强，少食果以助谷药之力。经云：五谷为养，五果为助者也。

李东垣《内外伤辨惑论》的升阳益胃汤包括黄芪、半夏、人参、甘草、独活、防风、白芍、羌活、陈皮、柴胡、泽泻、白术、黄连、生姜、大枣。有人说这个处方好乱，其实升阳益胃汤是东垣方中比较简单的。升阳益胃汤的结构是：六君子汤加羌活、独活、防风等胃肠道疏风药，促进胃肠道的蠕动。根据他的五行制化思想，木来克土，木能生火，再加柴胡、白芍、泽泻、黄连。李东垣五行制化思想来自《金匮要略》。

升阳益胃汤的加减法很有意思。"服药后如小便罢而病加增剧，是不宜利小便，当少去茯苓、泽泻。"这是说脾胃气虚不要重用淡渗药，重用淡渗药之后容易引起乏力，用了利尿剂之后容易丢钾，导致乏力。脾胃气虚容易生湿，表现为舌质水滑胖大、苔厚，这时需要用利尿剂。如果脾湿不明显，可以不用利尿剂。用不用利尿剂取决于具体的情况。

"若喜食，一二日不可饱食，恐胃再伤，以药力尚少，胃气不得转运升发也。" 这段话在说服药后患者不能过饱，吃多了不容易消化。这句话来自《伤寒杂病论》中的"食复"，是说病好之后，如果饮食不节，就会导致食积，需要加小剂量大黄去下。我们都知道感冒以后食欲差，如果刚刚好转，就吃大鱼大肉容易导致食积，这时就需要用大黄稍微通一通。其实这和张仲景的思想是一样的。所以李东垣说"须薄味之食或美食助其药力"，张仲景用的是"糜粥自养"熬新鲜的稀饭，吃一两顿，然后再慢慢进食粗糙的食品。然后李东垣讲"可以小役形体，使胃与药得运转升发；慎勿太劳役，使气复伤。"这是说脾胃病的治疗需要注意：第一，要运动。运动可以促进食物的下行，不运动的话食物下行慢。第二，不能过量运动。过量运动大量的血液流向肌肉，消化功能容易被抑制，而且中气下陷症状会加重。这告诉我们要动，又不能过动，动中要求静，静中要求动。"若胃气稍强，少食果以助谷药之力。经云：五谷为养，五果为助者也。"这是告诉我们要吃少量的水果。水果富含多种维生素，尤其是 B 族维生素，能够调节消化道的运动。吃不了水果至少可以吃粗米，我们小时候吃的都是粗米，现在的稻米大多是精米，看上去闪闪发光。由此可见李东垣是很有思想、很有研究的一个人，在细处上就可以看到他的一些特点。

### 3. 润肠丸

治饮食劳倦，大便秘涩，或干燥，闭塞不通，全不思食，及风结、血秘，皆能闭塞也。润燥活血疏风，自然通利也。（《脾胃论》）

大黄（去皮）　当归梢　羌活（已上各五钱）　桃仁（汤浸去皮、尖，一两）　麻子仁（去皮取仁，一两二钱五分）

上除桃仁、麻仁另研如泥外，捣罗为细末，炼蜜为丸，如梧桐子大。每服五十丸，空心用白汤送下。

　　《脾胃论》的润肠丸"润燥活血疏风，自然通利"，治疗大便秘结。润肠丸用麻子仁、大黄、当归、羌活、桃仁。张仲景的麻子仁丸用麻子仁、大黄、芍药、枳实、厚朴、杏仁。这两个方子是什么关系呢？第一，张仲景是用枳实、厚朴理气，理气药可以促进胃肠道的蠕动。李东垣用疏风药——羌活来促进胃肠道的蠕动。疏风药和理气药的区别在于：疏风药羌活对脾胃的破气功能弱。对一个典型气虚的人重用理气药，有时会导致腹胀。羌活不具备这个副作用。李东垣把厚朴、枳实换成了羌活，便秘的人如果没有实证，大便不好解，一天上好几次厕所，一次挤出一点儿，李东垣认为是血虚。他把芍药换成了当归，当归也通大便，而且当归的养血作用比芍药强。气虚的人容易伴血虚，所以补中益气汤里有当归。杏仁和桃仁都富含大量脂肪油，这与西医用蓖麻油灌肠治疗便秘的道理是一样的。杏仁和桃仁的区别在于：杏仁走气分，张仲景用杏仁治疗外感病；桃仁走血分，李东垣用桃仁治疗内伤病。两个方的配伍同中有异，异中有同。如果把他们配伍的原则弄明白了，两个方基本一样。只不过是偏外感、偏内伤、偏气分、偏血分、偏理气、偏疏风的区别。我们可以根据患者的情况去用药，摸着脉涩就用当归，当归不够就加芍药。如果你记不得润肠丸用的是桃仁还是杏仁，桃仁、杏仁一起用也可以。桃仁和杏仁中的苦杏仁苷主要在皮和尖，量大容易中毒，用大剂量桃仁、杏仁通便要把皮和尖去掉，这样苦杏仁苷含量就低，不容易中毒。张仲景用杏仁"去皮、尖，熬，别作脂"，就是用它的植物油。当然了，杏仁还有宣肺理气等作用。这样你就发现中医并不神秘，李东垣很多方都是在仲景方的基础上稍作变化。我们太湖大学博士班有个课程——"吴门验方"，里面的方都是源于张仲景。我们把他的方根据疾病的特点稍微进行化裁，针对性就强了，其实就是这个道理。

### 4. 朱砂安神丸

如气浮心乱，以朱砂安神丸镇固之则愈。（《内外伤辨惑论》）

朱砂安神丸

朱砂（五钱，另研水飞为衣）　甘草（五钱五分）　黄连（去须净，酒洗，六钱）　当归（去芦，二钱五分）　生地黄（一钱五分）

《内经》曰：热淫所胜，治以甘寒，以苦泻之。以黄连之苦寒，去心烦，除湿热为君。以甘草、生地黄之甘寒，泻火补气，滋生阴血为臣。以当归补其血不足。朱砂纳浮溜之火，而安神明也。

上件除朱砂外，四味共为细末，汤浸蒸饼为丸，如黍米大，以朱砂为衣。每服十五丸或二十丸，津唾咽下，食后，或温水、凉水少许送下亦得。此近而奇偶，制之缓也。

我们说到防己地黄汤能镇静，不得不说一下朱砂安神丸，朱砂安神丸也能镇静，出自李东垣的《内外伤辨惑论》，用朱砂、黄连、甘草、生地、当归。其实防己地黄汤、百合地黄汤、黄连阿胶汤、朱砂安神丸都能镇静，可以根据患者的情况去选用。防己地黄汤证其脉浮。朱砂安神丸和黄连阿胶汤都用黄连。黄连阿胶汤用鸡子黄，朱砂安神丸用生地。用黄连阿胶汤如果没有鸡子黄，可以用生地取代。吴鞠通《温病条辨》中的加减黄连阿胶汤，直接就把鸡子黄换成了生地。黄连阿胶汤用阿胶养血，朱砂安神丸用当归养血。黄连阿胶汤用芍药收敛，朱砂安神丸用朱砂镇静。如果对这两个方的配伍特点记不太清，治疗血虚的失眠，黄连阿胶汤和朱砂安神丸两个处方合起来用也有效。

## 二、升阳举陷

李东垣的升阳举陷思想体现在他的长篇大论："脾胃虚则九窍不

通论。""经言阳不胜其阴,则五脏气争,九窍不通。"哪九窍不通呢?清阳不升,上边七窍不通,浊阴不降,下边两窍不通。清阳不升,浊阴不降导致九窍不通。气虚导致心悸、气短、乏力;大脑缺血导致头晕、神疲,精神状态不好,还有口干、耳聋;大便不通便秘,脾虚生湿小便不通。上面七窍虚,下边两窍实。

### 1. 益气聪明汤

治饮食不节,劳役形体,脾胃不足,得内障耳鸣,或多年目昏暗,视物不能,此药能令人目广大,久服无内外障、耳鸣耳聋之患;又令精神过倍,元气自益,身轻体健,耳目聪明。(《东垣试效方》)

黄芪 甘草(各半两) 人参(半两) 升麻 葛根(各三钱) 蔓荆子(一钱半) 芍药(一钱) 黄柏(一钱,酒制,锉,炒黄)

如烦闷或有热,渐加黄柏,春夏加之,盛暑夏月倍之,如脾胃虚去之。

益气聪明汤出自李东垣的《东垣试效方》:"如烦闷或有热,渐加黄柏,春夏加之,盛暑夏月倍之,如脾胃虚去之。""春夏加之",秋冬可去之。李东垣很强调四时用药,这是法象药理的内容。益气聪明汤第一能够补气,第二能够"聪",第三能够"明"。"聪明"是两个字,"聪"是耳朵好,"明"是眼睛好,"聪明"指耳朵好、眼睛好、思维好,思考问题比较敏捷。所以他说:"令人目广大,久服无内外障、耳鸣耳聋之患,又令精神过倍,元气自益,身轻体健,耳目聪明。"方中黄芪、人参、甘草针对气虚,升麻、葛根升阳,蔓荆子疏风专门治头,配伍酒制的炒黄柏。李东垣经常在他补气的方里反佐清热药。这个办法在张锡纯那里又有了发挥,张锡纯《医学衷中参西录》的十全育真汤用黄芪配知母,这是他最经典的配伍。所以中医都是套路,你把套路学会,再搞"散打"。张锡纯用黄芪配知母，往前看李东垣也是这个套路，再往前看张仲景还是这个套路。

李东垣的升阳举陷思想来自《金匮要略》。"虚劳里急，诸不足，黄芪建中汤主之。（于小建中汤内加黄芪一两半，余依上法。气短胸满者，加生姜，腹满者，去枣加茯苓一两半，及疗肺虚损不足，补气加半夏三两。）"半夏不能补气，为什么说补气加半夏三两？这说的是太阴肺虚的人，加三两半夏。有人说张仲景的《伤寒杂病论》"有脚无手"，我觉得不是"有脚无手"。这里"及疗肺虚损不足，补气加半夏三两"就是讲的太阴肺，是"有手"的。黄芪建中汤治疗肺气虚损，"吸吸少气，行动喘乏，胸满气急"见于肺气肿、桶状胸、呼吸短，就用黄芪建中汤加半夏。黄芪建中汤证除了"行动喘乏""心中虚悸"，还有"咽干唇燥"。中气下陷导致津液分泌障碍就出现口干，到了张锡纯那里就发展为黄芪配知母治疗糖尿病。用黄芪、白术、知母等药治疗糖尿病都是从这里发展过来的。

然后还有"头重不举，多卧少起"。人直立行走以后冲脉立起来了，中气下陷的人大脑供血不足，到了午时哪怕不睡觉，也要躺上半小时，这样下午就有精神。中午不能卧床休息，下午就打瞌睡的人，一定是中气下陷，就可以开补中益气汤。久站或是久坐之后头晕头痛的，还是中气下陷，所以叫"头重不举，多卧少起"。"少阴之为病，脉微细，但欲寐也。"少阴病的人也常常困倦，但是少阴病的困倦是中枢神经系统的兴奋性低，睡不解乏。这种少阴病的人即使一天睡 10 小时，他白天还是晕乎乎的。这种人要用麻黄附子甘草汤。麻黄里边有麻黄碱，麻黄附子甘草汤能够维持大脑的兴奋性，药劲过了以后又开始困倦，睡不解乏。因为他内源性的肾上腺素分泌低下，而太阴病不一样，太阴病中气不足，平卧可复。太阴气虚中气下陷有哪些表现呢？第一，午后低热。《黄帝内经》说"阳气者，烦劳则张"，也就是从下午 1 点到 3 点之间，这种人特别容易发热。如果吃完午饭去睡一觉，到了 3 点的时候量他的体温就不高。

如果因为工作中午不能休息，就容易头晕，下午 3 点会发现体温升高。这种午后低热，我们叫作气虚生大热。这是中气下陷的一个特点。第二，多卧少起。就是说他的症状通过卧床休息可以缓解。第三，寸脉不足。左手的寸、关、尺，寸脉候心，关脉候肝，尺脉候肾。肾中的阳气通过水生木，木生火，作用于心，然后出于瞳孔周行全身，就是我们的卫气。我们要摸冲脉，就摸左手的寸、关、尺。寸脉不足的人，就是中气下陷。有这些症状，就可以考虑用补中益气汤。左手的寸、关、尺立起来就是我们的冲脉，摸脉的时候不能立着摸，要和心脏保持水平，但是脑子里可以用意象将指下的血管立起来。这根血管立起来，立在人体正中间，上边是百会穴，下边是会阴穴，外边包着一个圈，就是我们的卫气。如果摸到寸脉过寸，肝阳暴涨，那是张锡纯的镇肝熄风汤证，说的还是冲脉的事情。第四，上半身症状表现为心、肺、脑窍功能低下，就会出现心慌短气、精神不好、耳朵听不清、眼睛花，就是李东垣讲的九窍不通。第五，下半身症状表现为胃肠蠕动功能减退，大小便不好解。第六，不管是上半身还是下半身，说的都是内证。外证表现为卫气不足。气虚的人容易感冒。中气出于瞳孔，周行全身，就是人体的卫气。玉屏风散证的人，就容易感冒。我们可以通过望诊诊断气虚的人。这需要训练自己的神，在人体周围 1cm 左右围绕着一层白光，卫气虚弱的人，没有很明显的光罩着他。他的光发灰、很淡，这种人平时容易感冒。人体周围哪里的光有问题，这个人哪里就有病。亚洲人的皮肤红黄隐隐、明润含蓄、白里透红。红是血，白是气。第七，中气下陷的人"面色薄，形体瘦削"，这也是太阴气虚证的外证。"面色薄"是说面色是一种㿠白的颜色，这种人多数都气虚。"形体瘦削"是说气虚的人体形瘦，也可以胖，气虚生湿就胖。比如补中益气汤证的人就可以胖。如果他的气虚导致他的合成代谢减退，表现为交感神经虚性亢进，比如黄芪建中汤证的人就瘦。"形体瘦削"还有一个特征——头又小又圆，这种人多气虚。你注意观察，头的大小，是与自己的肩来比，符合中医讲的同身寸道理。

### 2. 补中益气汤

黄芪（病甚，劳役热者一钱）　甘草（已上各五分，炙）　人参（去芦，三分，有嗽去之）

已上三味，除湿热、烦热之圣药也。

当归身（二分，酒焙干，或日干，以和血脉）　橘皮（不去白，二分或三分，以导滞气，又能益元气，得诸甘药乃可，若独用，泻脾胃）　升麻（二分或三分，引胃气上腾而复其本位，便是行春升之令）　柴胡（二分或三分，引清气，行少阳之气上升）　白术（三分，除胃中热，利腰脐间血）

上件药㕮咀。都作一服，水二盏，煎至一盏，量气弱气盛，临病斟酌水盏大小，去渣相，食远，稍热服。如伤之重者，不过二服而愈；若病日久者，以权立加减法治之。（《脾胃论》）

如腹中痛者，加白芍药五分，炙甘草三分。

如恶寒冷痛者，加去皮中桂一分或三分（桂心是也）。

如恶热喜寒而腹痛者，于已加白芍药二味中更加生黄芩三分或二分。

如夏月腹痛，而不恶热者亦然，治时热也。

如天凉时恶热而痛，于已加白芍药、甘草、黄芩中，更少加桂。

如天寒时腹痛，去芍药，味酸而寒故也，加益智三分或二分，或加半夏五分、生姜三片。

如头痛，加蔓荆子二分或三分。

如痛甚者，加川芎二分。

如顶痛脑痛，加本三分或五分。

如苦痛者，加细辛二分，华阴者。

诸头痛者，并用此四味足矣。

如头上有热，则此不能治，别以清空膏主之。

如脐下痛者，加真熟地黄五分，其痛立止；如不已者，乃大寒也，更加肉桂（去皮）二分或三分。《内经》所说少腹痛，皆寒证，从复法相报中来也。经云：大胜必大复，从热病中变而作也，非伤寒厥阴之证也（仲景以抵当汤并丸主之，乃血结下焦膀胱也）。

如胸中气壅滞，加青皮二分；如气促，少气者，去之。

如身有疼痛者，湿；若身重者，亦湿。加去桂五苓散一钱。

如风湿相搏，一身尽痛，加羌活、防风、藁本根，已上各五分，升麻、苍术已上各一钱。勿用五苓，所以然者，为风药已能胜湿，故别作一服与之。如病去，勿再服，以诸风之药，损人元气，而益其病故也。

如大便秘涩，加当归梢一钱；闭涩不行者，煎成正药，先用一口，调玄明粉五分或一钱，得行则止，此病不宜下，下之恐变凶证也；如久病痰嗽者，去人参；初病者，勿去之；冬月或春寒，或秋凉时，各宜加去根节麻黄五分；如春令大温，只加佛耳草三分，款冬花一分；如夏月病嗽，加五味子三十二枚，麦门冬（去心）二分或三分；如舌上白滑苔者，是胸中有寒，勿用之；如夏月不嗽，亦加人参三分或二分，并五味子、麦门冬各等分，救肺受火邪也；如病人能食而心下痞，加黄连一分或三分；如不能食，心下痞，勿加黄连；如胁下痛，或胁下急缩，俱加柴胡三分，甚则五分。

上一方加减，是饮食劳倦，喜怒不节，始病热中，则可用之；若末传为寒中，则不可用也，盖甘酸适足益其病尔，如黄芪、人参、甘草、芍药、五味子之类也。

补中益气汤里有几个问题值得大家去思考。第一，补中益气汤为什么用当归？要注意气血的关系。第二，补中益气汤为什么用陈皮？要注意攻补的关系。第三，其实很多人并不完全适合用补中益气汤。因为三阴是个递进关系，首先是太阴病，病久伤肾就是少阴病。少阴病用补中益气汤拔肾。张景岳有一个补阴益气煎，用补中益气汤加山药、熟地，还可以加山茱萸。当然，他把补中益气汤中的白术去掉了，其实去不去白术没有影响。如果不去白术，可以叫加味补中益气汤，其实加了山茱萸效果更明显。我们要去领会古人制方的思想。如果你记不住补阴益气煎，治疗中气下陷伴有肾虚，可以用补中益气汤加上三补——山药、熟地、山茱萸，就从治太阴病变成了治少阴病。患者吃冰糕就会肚子疼，吃了理中丸不见效，我们应该加附子，是附子理中丸，也是太阴病变成了少阴病。附子理中丸与补阴益气煎一个温一个补。附子理中丸是温的方，补阴益气煎是补的方，所以说中医都是相通的。补中益气汤的加减：恶寒加桂；肚子疼加芍药；夏天加黄芩清热；冷天要加桂枝或肉桂；如果天气太冷去芍药；如果很冷可以加益智仁；如果头疼加蔓荆子、川芎、藁本、细辛。这就是李东垣法象药理的四时用药法。然后加减法还告诉你"脐下痛者，加真熟地黄五分"，这就成了张景岳的补阴益气煎。肚脐以上疼包括胃疼和十二指肠疼。肚脐以下疼，就是气海、关元这些地方疼，就有肾虚，要加熟地，就是张景岳的补阴益气煎。《景岳全书》里面有很多方，非常巧妙，很有效果。

补中益气汤的加减法里还有一段话："如风湿相搏，一身尽痛，加羌活、防风、藁本根，已上各五分，升麻、苍术已上各一钱，勿用五苓，所以然者，为风药已能胜湿，故别作一服与之。如病去，勿再服，以诸风之药，损人元气，而益其病故也。""风药已能胜湿"。这句话是说"升阳可以胜湿"，除湿有两个办法：一个办法"加去桂五苓散"，可以用五苓散利湿；还有一个办法用风药来胜湿，但是要注意，"如病去，勿再服，以诸风之药，损人元气，而益其病故也。"风药虽然能够促进胃肠道的蠕动，能够益脾，也能够胜湿，影响人体水液代谢，一定要记住风药不能过度用。脾虚的人，要用风药促进胃肠道的蠕动，应该在人参、白术、黄芪的基础上，用独活、防风、藁本、羌活。单纯用风药不能够健脾，只能促进胃肠道蠕动，促进食物排空。

"冬月或春寒，或秋凉时，各宜加去根节麻黄五分；如春令大温，只加佛耳草三分，款冬花一分；如夏月病嗽，加五味子三十二枚，麦门冬（去心）二分或三分；如舌上白滑苔者，是胸中有寒，勿用之；如夏月不嗽，亦加人参三分或二分，并五味子、麦门冬各等分，救肺受火邪也。"这是补中益气汤的四时加减用药法。"如病人能食而心下痞，加黄连一分或三分；如不能食，心下痞，勿加黄连。""心下痞"是指胃胀。虽然胃胀，但是饮食还可以，加黄连。如果胃胀但是食欲不好，不能加黄连。这是张仲景说过的："阳明之为病，胃家实是也。""阳明病，若能食，名中风；不能食，名中寒。""阳明病，不能食，攻其热必哕。所以然者，胃中虚冷故也。以其人本虚，攻其热必哕。"我们治疗"心下痞"，需要辨明寒与热的问题。"不能食，攻其热必哕"，心下痞因于虚寒，不能加黄连。

李东垣的书活脱脱就是一部《伤寒论》二代。大家仔细去读，好多都是《伤寒论》的内容。只是我们在学校对《伤寒论》学的不多，可能就没有注意《伤寒论》讲了些什么。如果长期学习《伤寒论》，我们再去学《脾胃论》就会觉得很轻松。

## 三、升阳除湿

学习李东垣的书，一定要读他的加减法，他的加减法很有门道。我对李东垣这个人有两点想法：第一，这个人绝顶聪明，虽说中年才学医，但是他学了3年，成为一代宗师。古人平均寿命很短，在我们今天看来他学医很晚，但是只学3年成一代宗师，说明其绝顶聪明。看看我们很多学生，学中医5年都不会看病。第二，李东垣的学术思想绝大部分来源于《伤寒论》，都是《伤寒论》的话，只是把词、字变一变，换了一种说法，但是他的书很少提"仲景"两字。西医不是这样的，西医一定要注明引用的出处，不注明就叫剽窃，但是中医就不强调这一点。因为我受西医的影响，不大理解中医做学问的这个方法。

### 1. 防己黄芪汤

《重订伤寒杂病论》208. 风湿，脉浮，身重，汗出，恶风者，防己黄芪汤主之。（金匮·痉湿暍病篇）

防己黄芪汤

防己（一两）　甘草（炒，半两）　白术（七钱半）　黄芪（去芦，一两一分）

上锉麻豆大，每抄五钱匕，生姜四片，大枣一枚，水盏半，煎八分，去滓，温服，良久再服。喘者，加麻黄半两；胃中不和者，加芍药三分；气上冲者，加桂枝三分；下有陈寒者，加细辛三分。服后当如虫行皮中，从腰下如冰，后坐被上，又以一被绕腰下，温令微汗，瘥。

防己黄芪汤用防己、黄芪、白术、甘草，可以加姜、枣，"服后当如虫行皮中，从腰下如冰，后坐被上，又以一被绕腰下，温令微汗，瘥。"这说的就是风湿。把防己黄芪汤中的防己变成防风，就是玉屏风散。

### 2. 升阳除湿汤、升阳除湿防风汤

升阳除湿汤

治脾胃虚弱，不思饮食，肠鸣腹痛，泄泻无度，小便黄，四肢困弱。（《脾胃论》）

甘草　大麦蘖面（如胃寒腹鸣，则加）　陈皮　猪苓（已上各三分）　泽泻　益智仁　半夏　防风　神麹　升麻　柴胡　羌活（已上各五分）　苍术（一钱）

上件哎咀。作一服，水三大盏，生姜三片，枣二枚，同煎至一

盏，去粗，空心服。

如大便闭塞，或里急后重，数至圊而不能便，或少有白脓，或少有血，慎勿利之；利之则必致重病，反郁结而不通也。以升阳除湿防风汤升举其阳，则阴气自降矣。（《脾胃论》）

升阳除湿防风汤

苍术（泔浸，去皮净，四两） 防风（二钱）白术 白茯苓白芍药（已上各一钱）

上件㕮咀。除苍术另作片子，水一碗半，煮至二大盏，纳诸药，同煎至一大盏，去粗，稍热服，空心食前。

如此证飧泄不禁，以此药导其湿；如飧泄及泄不止，以风药升阳，苍术益胃去湿；脉实。膜胀，闭塞不通，从权以苦多甘少药泄之；如得通，复以升阳汤助其阳，或便以升阳汤中加下泄药。

李东垣的《脾胃论》有两个方：一个是升阳除湿防风汤，一个是升阳除湿汤。升阳除湿防风汤有苍术、白术健脾，还加了防风，再加茯苓利水渗湿。现代药理证实芍药可以利尿，所以真武汤用芍药。这里用茯苓、芍药利尿渗湿，苍术、白术健脾渗湿，防风升阳除湿。方中苍术重用四两，为了见效快，苍术可以用到60g，李东垣的方剂剂量也很值得研究。

苍术用到60g，患者吃了会不舒服，所以方中有芍药。芍药不仅能够监制苍术，还能够利尿。茯苓的有效成分需要酸性环境才能溶出，芍药含有芍药苷，就是酸性物质。李东垣的方，药与药之间的配伍非常值得我们去学习。

升阳除湿汤的配伍特点：第一，苍术、半夏、益智仁健脾除湿。第二，柴胡、羌活、防风、升麻升阳除湿。第三，泽泻、猪苓利水渗湿，就是张仲景的五苓散加减。他有时用四苓，有时用五苓，有时用三苓。李东垣对于湿重证，治疗特点就是在一个方里，使用多种祛湿的办法，效果很好，就是药味数多一点儿。

判断脾虚的人有湿没湿包括以下几点：第一，舌淡——气虚则舌淡。但是不要看到舌淡就诊断为气虚，血虚也舌淡。如果一个人舌淡、脉芤，这个人血虚，应该补血。小细胞性贫血应该用八味建中汤，也就是归芪建中汤加地黄、阿胶。如果是大细胞性贫血，用黄连阿胶汤。阳虚也舌淡，扶阳派一看舌淡就诊断为阳虚。气虚、血虚、阳虚都可以表现为舌淡。第二，舌胖大。脾虚的人，水肿反映在软组织，软组织最明显就是反映在舌头，舌组织处于水肿的状态，就会舌胖大。脾虚的人容易虚胖，我们看脾虚的老年女性患者，面部没有线条感，好像一堆肉堆积在面部，就是有湿。唐代的杨贵妃虽然胖，但是有线条感，她的画像表现出丰腴感，而脾虚生湿的人线条不明显，表现为肥胖。第三，舌有齿痕。舌头和牙齿是配套的，舌头胖大就被牙齿挤压。牙齿不光挤压舌头，还挤压我们的腮，从而出现腮痕。第四，大便稀溏。脾虚有湿，腺体分泌旺盛，舌头腺体分泌旺盛，表现为舌体水滑。肠道腺体分泌旺盛，水分吸收减少，大便质地就稀。这些都是脾虚生湿的表现，其实机制很简单。

张仲景说："太阴之为病，腹满而吐，食不下，自利益甚，时腹自痛。若下之，必胸下结硬。"腹满而吐，食不下——消化不良。自利益甚——大便溏，水分多，吸收不良。时腹自痛——十二指肠疾病，空腹疼、夜间疼、饥饿疼。若下之，必胸下结硬——攻下药物（大黄、番泻叶）能够抑制胃的蠕动。肠道的大便排空，食物由胃推到肠，人就想吃东西。攻下药本身会抑制胃蠕动，气虚的人用了攻下药以后，虽然胃里没有食物，他也不想吃东西，所以叫"必胸下结硬"。"自利不渴者，属太阴，以其脏有寒故也，当温之。""自利不渴"是因为不光大便稀溏，而且唾液还多，苔水滑。

### 3. 清暑益气汤

《内经》曰：阳气者，卫外而为固也，炅则气泄。今暑邪干卫，故身热自汗，以黄芪甘温补之为君；人参、橘皮、当归、甘草、甘微温，补中益气为臣。苍术、白术、泽泻，渗利而除湿；升麻、葛根，苦甘平，善解肌热，又以风胜湿也。湿胜则食不消而作痞满，故炒曲甘辛，青皮辛温，消食快气，肾恶燥，急食辛以润之，故以黄柏苦辛寒，借甘味泄热补水。虚者滋其化源，以人参、麦门冬、五味子酸甘微寒，救天暑之伤于庚金为佐，名曰清暑益气汤。（《脾胃论》）

黄芪（汗少减五分） 苍术（泔浸，去皮） 升麻（已上各一钱） 人参（去芦） 泽泻 神曲（炒黄） 橘皮 白术（已上各五分） 麦门冬（去心） 当归身 炙甘草（已上各三分） 青皮（去白，二分半） 黄柏（酒洗，去皮，二分或三分） 葛根（二分） 五味子（九枚）

上件同㕮咀。都作一服，水二大盏，煎至一盏，去渣，大温服，食远。剂之多少，临病斟酌。

清暑益气汤有两个：一个是王孟英的清暑益气汤，治疗中暑伤阴；还有一个就是李东垣《脾胃论》中的清暑益气汤，治疗长夏季节雨水多，湿热困脾。

李东垣的清暑益气汤用人参、黄芪、白术补脾，苍术燥湿；然后加泽泻、神曲、青皮、陈皮，湿热要理气，理气能够消湿，还利尿；黄柏清热；升麻、葛根升阳；麦门冬、五味子气阴并补。

清暑益气汤里有些东西是需要我给大家讲的。第一，方中没有柴胡。按温病学的说法柴胡截肝阴，按伤寒学的说法小柴胡汤中柴胡重用。我的体会是：没有阴虚的人，柴胡不截肝阴；有阴虚的人柴胡截肝阴，用了柴胡容易动风升高血压。所以治疗温病，很多时候不用柴胡。大家看张锡纯的镇肝熄风汤，他用茵陈、麦芽疏肝，不用柴胡。阴虚时原则上不用柴胡，否则容易导致患者血压升高。第二，加了麦门冬、五味子养阴，气阴双补。

### 4. 羌活胜湿汤

肩背痛不可回顾者，此手太阳气郁而不行，以风药散之。脊痛项强，腰似折，项似拔，此足太阳经之不通行，以羌活胜湿汤主之。
（《内外伤辨惑论》）

羌活　独活（已上各一钱）　　甘草（炙）　　藁本　防风（已上
各五分）　　蔓荆子（三分）　　川芎（五分）

上件㕮咀。都作一服，水二盏，煎至一盏，去渣，大温服，空
心食前。

升阳除湿一个最典型的方是羌活胜湿汤。这个方用羌活、独活、
藁本、防风、蔓荆子、甘草、川芎，治疗下雨天或淋了雨后头疼，
我们叫作雨后感冒。下雨天感冒，或者说下雨天没感冒但是头疼，
或者说淋了雨后引起头疼，用羌活胜湿汤见效最迅速，要想效果好
川芎用30g。

其实《金匮要略》还有一个方："虚劳虚烦不得眠，酸枣仁汤
主之。"酸枣仁、知母、茯苓、甘草、川芎也治疗头疼，不过这个方
能治疗神经衰弱的头疼和神经血管性头疼。比如，有人备战考试，7
天7夜看书引起头疼，用酸枣仁汤，还是重用川芎。只不过羌活胜
湿汤是用来治疗受湿头疼，而酸枣仁汤治疗思虑过度引起的头疼。
例如，因为失恋思虑过度导致失眠，从而引起的头疼；再比如家中
亲人过世，因为哀痛失眠，导致的头疼；还有神经衰弱引起的头疼。
以上都可以用酸枣仁汤。这些头疼往往还伴有波动感，只要是神经
血管性头疼就可以用酸枣仁汤，其实它的配伍和羌活胜湿汤很相似。
把它的道理搞清楚，就会觉得中医其实没有那么复杂。我们用酸枣
仁汤治疗失眠，有的人有效果，有的人没有效果，主要在于有没有
认识到失眠的机制。

## 四、升阳散火

升阳散火的学术思想来自张仲景的《伤寒杂病论》，两个代表性

的升阳散火的方是侯氏黑散和竹叶汤。

## 1. 侯氏黑散

《重订伤寒杂病论》299. 侯氏黑散：治大风，四肢烦重，心中恶寒不足者。（《外台》治风癫。）（金匮·中风历节病篇）

侯氏黑散

菊花（四十分）　白术（十分）　细辛（三分）　茯苓（三分）　牡蛎（三分）　桔梗（八分）　防风（十分）　人参（三分）　矾石（三分）　黄芩（五分）　当归（三分）　干姜（三分）　川芎（三分）　桂枝（三分）

上十四味，杵为散，酒服，方寸匕，日一服，初服二十日，温酒调服，禁一切鱼、肉、大蒜，常宜冷食，六十日止，即药积在腹中不下也，热食即下矣，冷食自能助药力。

"心中恶寒不足"是因为阳虚，用干姜、细辛、白术、桂枝。君药是菊花，很多人认为侯氏黑散"非仲景方"。在《伤寒论》和《金匮要略》里，所有经方家解释不了的方都"疑非仲景方"，其实是解释不了。我个人认为《伤寒论》和《金匮要略》里记载的方都是仲景方。我们可以一个方一个方去考证溯源，对于这个我还花了一定的时间。我很佩服林亿他们，他们整理《伤寒杂病论》是下了一定功夫的。《金匮玉函经》是一本残缺不全的书。宋代是中国很强大又很懦弱的一个时期。强大在于宋代的经济非常繁荣，国力是中国古代最强盛的朝代之一。宋朝的懦弱在于军事力量的薄弱，因为赵匡胤是通过兵变获得的政权，他怕别人夺他的兵权，所以让文人去带兵。还有燕云十六州的割让，导致北方没有屏障，少数民族的骑兵长驱直入中原地区。宋朝的国力强大，科技发达，GDP 很高，用钱来解决北方少数民族入侵的问题。林亿等在那种背景下修订《伤寒杂病论》，所以说他们是下了一定功夫的。

有人说《伤寒杂病论》有很多"疑非仲景方"。王冰和张仲景是有传承的。"王冰和林亿加了一些后人的方到《伤寒杂病论》。"我通过考证，觉得这种说法站不住脚。那些"疑非仲景方"其实是需要我们去研究它的配伍的。但凡"疑非仲景方"都是张仲景治疗重大疑难病和形质病的方。这些方的配伍很复杂，后来衍生出了很多的学术流派。

我们治疗普通的少阳病是用柴胡配黄芩——小柴胡汤；如果夹湿用茵陈配黄芩——甘露消毒丹；治疗头面症状是用菊花配黄芩。侯氏黑散用菊花 40g 为君药，因为"治大风"——头面症状，所以张仲景把柴胡换成菊花。病机不同，配伍也不一样。如果想见效快，侯氏黑散中菊花需要重用到 40g，菊花 9g 不叫侯氏黑散，效果不好。侯氏黑散证涉及内伤，肝藏血用当归、川芎养肝之体；既然是头面疾病，加牡蛎潜镇；因为"心中恶寒不足"，所以加干姜、细辛、白术、桂枝温阳；风痰上扰，加矾石；"见肝之病，知肝传脾"，有茯苓、人参；火郁发之用桔梗、防风。侯氏黑散用桔梗、防风配菊花、黄芩、茯苓、人参、白术、干姜。火郁发之用桔梗、防风。因为是虚火，所以用干姜、细辛、白术、桂枝、茯苓、人参、当归，这都是李东垣用来补气血的药物，侯氏黑散里还有清热的黄芩、菊花，李东垣的方也会加入一些清热的黄柏、知母、石膏。这不就是李东垣升阳散火的办法吗？我们后面会讲一些李东垣升阳散火的方，大家就会发现其作用和侯氏黑散非常相像，李东垣的升阳散火汤就是这个套路。

### 2. 竹叶汤

《重订伤寒杂病论》338. 产后中风，发热，面正赤，喘而头痛，竹叶汤主之。（金匮·妇人产后病篇）

竹叶（一把）　葛根（三两）　防风　桔梗　桂枝　人参　甘草（各一两）　附子（一枚，炮）　大枣（十五枚）　生姜（五两）

上十味，以水一斗，煮取二升半，分温三服，温覆使汗出。颈项强，用大附子一枚，破之如豆大，煎药扬去沫；呕者，加半夏半升（洗）。

竹叶汤是桂枝去芍药加附子汤，再加人参，里面还有竹叶、葛根解阳明之热。产前忌温，产前用药太温容易胎动。产后忌凉，产后用药太凉容易留下病根，所以竹叶汤用竹叶、葛根，不用石膏、知母。方中还用防风、桔梗升阳散火。我们在张仲景的方子里看到，升阳散火也是常见的用药方法。李东垣的《脾胃论》《内外伤辩惑论》《兰室秘藏》等书里很多地方提到《黄帝内经》，但他不提张仲景。他为什么提黄帝呢？因为黄帝是传说中的神，而且《黄帝内经》大多有经无方，《黄帝内经》十三方也是以理论为主。李东垣的方，大部分在《伤寒杂病论》里可以找到原型，但他不提张仲景，这是一件很奇怪的事情。

所以我们怀疑是不是李东垣觉得张仲景还不够"古"，而《黄帝内经》可以追溯到春秋战国。

### 3. 升阳散火汤

治男子、妇人四肢发热，肌热，筋痹热，骨髓中热，发困，热如燎，扪之烙手，此病多因血虚而得之。或胃虚过食冷物，抑遏阳气于脾土，火郁则发之。（《脾胃论》）

生甘草（二钱）　防风（二钱五分）　炙甘草（三钱）　升麻葛根　独活　白芍药　羌活　人参（已上各五钱）　柴胡（八钱）

上㕮咀。每服秤半两，水三大盏，煎至一盏，去渣，稍热服。忌寒凉之物，及冷水月余。

《脾胃论》升阳散火汤"治男子、妇人四肢发热，肌热，筋痹热，骨髓中热，发困，热如燎，扪之烙手，此病多因血虚而得之。或胃虚过食冷物，抑遏阳气于脾土，火郁则发之"。这话其实源自《黄帝内经》。方用防风、升麻、葛根、独活、白芍、羌活、柴胡这些升阳除湿的药，加上补气的人参，再加生甘草二钱、炙甘草三钱，合起来是五钱。柴胡是八钱，与小柴胡汤中柴胡的剂量一样。小柴胡汤是少阳病的解热镇痛剂，柴胡含有柴胡皂苷，本身就有解热作用。所以高手看病，不管是外感还是内伤，用的都是柴胡的解热作用。治疗内伤就在温补的基础上用柴胡。

为什么生甘草和炙甘草一起用呢？炙甘草偏补，生甘草偏凉，两个合起来用作用就很均和。甘草含有甘草酸，具有拟皮质激素样作用，可以退烧。甘草和西医的泼尼松又不一样，它不光对症治疗，还有补的作用。中医见效快，有时不受传统中医的理论影响。例如柴胡，根据内伤发热的理论应该用2~3g柴胡，但是方中的柴胡的剂量是8钱，按每钱等于3g来折算就是24g，等同于小柴胡汤中的柴胡剂量，能够发挥比较好的退热作用。

### 4. 清胃散

治因服补胃热药，而致上下牙痛不可忍，牵引头脑满热，发大痛，此足阳明别络入脑也。喜寒恶热，此阳明经中热盛而作也。（《脾胃论》）

真生地黄　当归身（已上各三分）　牡丹皮（半钱）　黄连（拣净，六分，如黄连不好，更加二分；如夏月，倍之。大抵黄连临处，增减无定）　升麻（一钱）

上为细末，都作一服，水一盏半，煎至七分，去粗，放冷服之。

《脾胃论》中清胃散用升麻、黄连、丹皮、当归、生地，治疗胃火上炎引起牙龈肿痛，口舌生疮。方中用升麻配黄连升阳散火，加生地、当归、丹皮，尤其治疗口腔疾病。清胃散用当归，是因为当归是活血药里一个特异性的抗炎药，所以清胃散用来治疗口炎、复发性口疮，治疗牙龈炎、牙龈肿痛这些疾病。活血药里具有特异性的消炎药物是当归，现代药理对当归的抗炎作用研究得非常多。所以你去看看炎性疾病有关的方子里面，很多活血药都选当归。张仲景的麻黄升麻汤里就有当归，治疗"喉咽不利，唾脓血"就用升麻配当归。治疗扁桃体炎也用升麻配当归，升麻鳖甲汤也是用当归治阳毒，比如红斑狼疮一类的疾病，本质是血管炎。四妙勇安汤治疗脱疽也用当归。当归拈痛汤可以治疗梨状肌的炎症、类风湿的炎症，这种局部疼痛用当归拈痛汤有效。抗炎药很多，但在活血药里当归是一个强力的抗炎药。从张仲景到张锡纯都在利用当归的抗炎作用。今天的药理也证实是这个结果。

我们给大家强调的一点就是：研究方剂一定要去研究方中的药，"方"不传之秘在于"药"，一定要精确到药。只有精确到药，我们才好控制它的量。小剂量柴胡升阳，大剂量柴胡升散解热。所以补中益气汤用小剂量柴胡，柴胡皂苷有升高血压、增强代谢、增强心肌收缩的作用。用药时首先得知道药的特性，在此基础上再去研究它的剂量。我们知道当归的特性，就不会把当归换成桃仁，也不会把当归换成川芎。假使是治疗头疼，也不会把川芎换成当归；假使治疗便秘，也不会把当归换成川芎。真正体现中医水平的地方其实在细处。在细节的地方体现我们处理疾病的能力。

# 五、升阳托邪

## 1. 麻黄升麻汤

《重订伤寒杂病论》123. 伤寒六七日，大下后，寸脉沉而迟，手足厥逆，下部脉不至，喉咽不利，唾脓血，泄利不止者，为难治，麻黄升麻汤主之。（厥阴病篇·357）

麻黄升麻汤

麻黄（去节，二两半）　升麻（一两一分）　当归（一两一分）　知母（十八铢）　黄芩（十八铢）　葳蕤（一作菖蒲，十八铢）　芍药（六铢）　天门冬（去心，六铢）　桂枝（去皮，六

铢）　茯苓（六铢）　　甘草（炙，六铢）　　石膏（碎，绵裹，六铢）　白术（六铢）　　干姜（六铢）

上十四味，以水一斗，先煮麻黄一两沸，去上沫，纳诸药，煮取三升，去滓，分温三服。相去如炊三斗米顷，令尽，汗出愈。

张仲景的麻黄升麻汤就是升阳托邪的方。麻黄升麻汤是六经分治，方中有麻黄、桂枝治太阳病；石膏、知母治阳明病；黄芩、芍药治少阳病；白术、茯苓、干姜治太阴病；天门冬、葳蕤治少阴病，我们读《神农本草经》可以知道，天门冬走少阴经，能够补肾、养阴、益精气，能够布水，能够治疗白血病。麦门冬只能养阴，没有以上这些作用。葳蕤也走少阴经，是一个特异性的强心专药，我们治心衰就用葳蕤 30g，这来自麻黄升麻汤；升麻、黄芩、甘草、当归、芍药治厥阴转出少阳。三阳三阴一经一经往里走。这个方治疗的是难治性疾病，多为很难处理的感染性疾病。例如菌群紊乱、二重感染——白血病合并感染，特点是正虚邪实。那些长期卧床，长期应用抗生素，心肺功能不全的人，还有得了血液性肿瘤的人，治疗此类感染一般的办法不好见效，可以考虑麻黄升麻汤。"泄利不止"就是菌群紊乱。菌群紊乱可以导致便秘，也可能导致腹泻。这类疾病治疗起来非常困难，麻黄升麻汤就有效。

张仲景治疗那些难治性疾病的处方特点就是很乱。因为你不懂就觉得它很乱，然后就说"疑非仲景方"。实际上麻黄升麻汤的配伍很有规律，并不乱。方中升麻、当归托邪从厥阴转出少阳，转出之后再配黄芩、甘草、芍药，不光转出少阳，邪从少阳转出来，还转出太阳、阳明，所以配麻黄、桂枝、石膏、知母治从三阳经，这个配伍非常巧妙。

### 2. 麻黄人参芍药汤

冬居旷室，衣服复单薄，是重虚其阳。表有大寒，壅遏里热，火邪不得舒伸，故血出于口。因思仲景太阳伤寒一证，当以麻黄汤

发汗，而不与之，遂成衄血，却与之立愈。与此甚同，因与麻黄人参芍药汤。（《脾胃论》）

人参（益上焦元气不足而实其表也）　麦门冬（已上各三分）　桂枝（以补表虚）　当归身（和血养血，各五分）　麻黄（去其外寒）　炙甘草（补其脾）　白芍药　黄芪（已上各一钱）　五味子（二个，安其肺气）

上件㕮咀，都作一服，水三盏，煮麻黄一味，令沸，去沫，至二盏，入余药，同煎至一盏，去粗，热服，临卧。

《脾胃论》有个麻黄人参芍药汤，方中有麻黄、桂枝、芍药、甘草、当归、黄芪、人参、麦门冬、五味子。《脾胃论》中还有一个方是人参芍药汤，用芍药、甘草、当归、黄芪、人参，麦门冬、五味子。方中含有芍药甘草汤、当归补血汤和生脉散，用于补气、补阴、补血。麻黄人参芍药汤就是麻黄汤合上人参芍药汤。

《冯氏锦囊》的全真一气汤，就用生脉饮（人参、麦门冬、五味子）加附子温阳，又加地黄、牛膝，能够温阳又可养阴血。如果怕患者吃了上火，可以加牛膝、车前子、丹皮、泽泻，那就是金匮肾气丸的意思。你知道中医学有多少个方吗？现在看来是20万~30万个。我们自己建了方剂数据库，收录了10万个方。如果把这些方都背下来很困难。其实也不需要背，好多方都是变换出来的。

《脾胃论》的人参芍药汤补虚，加麻黄、桂枝、甘草，这是麻黄汤，就成了麻黄人参芍药汤，治疗虚人外感。外感要发汗，汗是水，需要养阴，发汗靠气，气来化水，才能成汗，所以要益气。益气养阴再加麻黄、桂枝、甘草、杏仁发表。西医治疗重感冒，输液见效快。为了见效快，我们让患者服用麻黄汤后，再输上500~1000mL的葡萄糖液体，再来点儿高糖，就相当于人参、黄芪、麦门冬、五味子。其实我觉得，中医和西医是相通的。我从小就看我父亲治疗重感冒给患者输液，我觉得确实有效。我们治疗病毒感染导致的重感冒，给他来两瓶葡萄糖，加点儿高糖，再加点儿发表药，盖上被子一捂，一身汗出，一会儿就轻松了。大家去比较麻黄升麻汤和麻黄人参芍药汤，就会发现两个方都有麻黄、桂枝、芍药、甘草、当归，不外乎再加养阴、温阳、益气、清热的药物，根据情况来处理。实际上像这类似的方，我们还真不需要把它背下来。如果遇到虚人感冒，你想开麻黄汤，记住李东垣还有一个麻黄人参芍药汤。还可在麻黄汤的基础上加麦门冬、人参、五味子、黄芪、芍药。

　　关于李东垣的麻黄人参芍药汤有一则治疗鼻衄的医案，鼻衄就是流鼻血。《伤寒论》说："太阳病，脉浮紧，发热，身无汗，自衄者愈。"这是指感冒以后，体温处于上升期，血管收缩，脉就浮紧，随后进入体温下降期，或以汗解，或以血解。体温下降期血管扩张，血管扩张就出汗，出汗带走体温。有一种人的鼻黏膜脆性太大，血管扩张导致鼻黏膜压力增加破裂出血。通过出血带走热能，散热而愈，中医叫作血解。实际上正常人根本不可能血解，凡是血解的人都是鼻黏膜毛细血管脆性过大，这种人本身就有毛病。《伤寒论》中关于血解有好几条，"伤寒脉浮紧，不发汗，因致衄者，麻黄汤主之。"这是指衄之后，病还没有治好就用麻黄汤，说明麻黄汤本身能够治疗鼻衄。麻黄所含的麻黄碱有收缩血管的作用，西医就用肾上腺素来收缩血管。西医治疗鼻衄，用棉球蘸上肾上腺素往鼻腔里一塞，血就止住了。麻黄人参芍药汤的配伍比麻黄汤还要巧妙，因为麻黄汤是治外感病引起的鼻衄，李东垣用麻黄人参芍药汤治疗出血的医案是内伤病，不光能够治疗鼻出血，上消化道出血也可以治。西医治疗上消化道出血也是用肾上腺素兑入冰水，喝下去能止血。其实道理是一样的，机制是相通的。当然这个办法也不一定都有效，假如患者大便秘结，阳明腑实，就要用承气汤。所以不能所有的出血证都用麻黄人参芍药汤，那就学死了。

### 3. 普济消毒饮子

黄芩（君） 黄连（各半两，君） 人参（三钱） 橘红（去白，臣） 玄参（臣） 生甘草（各二钱，臣） 连翘 黍黏子 板蓝根 马勃（各一钱） 白僵蚕（炒，七分） 升麻（七分） 柴胡（二钱） 桔梗（二钱）

上件为细末，服饵如前法，或加防风、薄荷、川芎、当归身，吹咀，如麻豆大。每服秤五钱，水二盏，煎至一盏，去滓，稍热，时时服之。食后如大便硬，加酒煨大黄一钱或二钱以利之，肿势甚者，宜砭刺之。（《东垣试效方》）

关于升阳散火还有一个方——普济消毒饮子，出自《东垣试效方》。方中有黄芩、黄连、陈皮、玄参、甘草、连翘、牛蒡子、板蓝根、马勃、僵蚕、升麻、柴胡、桔梗。这里的柴胡用6g，普济消毒饮子中用柴胡和前面升阳散火的方中用柴胡是有区别的。前面方中用柴胡治疗发热——"扪之烙手"，利用柴胡来退热。普济消毒饮子治大头瘟，主要是治疗头部的红肿热痛，例如腮腺炎。

记住"热重的不能用人参"。如果患者炎症很重，热象很明显，这时不要用人参，人参补气，能够加重炎症反应。如果必须要补气，则用太子参30～50g，红肿减轻后再用人参，否则炎症反应会大大增加。如果炎症反应很重，再加上芍药9～10g，芍药能够抑制炎症反应，可以抗炎。

我们说虚则太阴，实则阳明，虚则用柴胡桂枝干姜汤，实则用大柴胡汤。大柴胡汤较之小柴胡汤去人参加了芍药、枳实、大黄，实则阳明，通大便。我们一般都知道大柴胡汤与小柴胡汤的区别，在于大柴胡汤用大黄、枳实通大便，很少有人去考虑大柴胡汤为什么去人参加芍药，因为大柴胡汤证是少阳合并阳明，实则阳明，炎症反应很重，就不能再用人参，而且要加芍药抑制炎症应答。柴胡配黄芩治疗少阳病正邪相争，普济消毒饮子的柴胡用量很轻，因为这个病已经完全热化，是炎症急性期，局部红肿热痛很明显，所以重黄芩轻柴胡。

炎症到了慢性期，睾丸形成结节不消退时应加当归、鳖甲、穿山甲、丝瓜络。穿山甲、丝瓜络通络，当归、鳖甲活血软坚，更主要的是配升麻鳖甲汤入厥阴经。腮腺炎入厥阴经会导致睾丸肿，甚至影响生育，这时再加蝉蜕。蝉蜕能够入厥阴经，是治疗睾丸鞘膜积液的一个专药。鳖甲、穿山甲、僵蚕、柴胡出自薛生白《湿热病篇》加减三甲散，治"邪入厥阴，主客浑受"，还可以加桃仁、贝母、夏枯草。升麻鳖甲汤、三甲散都是厥阴病的方。薛生白《湿热病篇》加减三甲散是从吴又可《温疫论》的三甲散学来的，都是治疗邪入厥阴。少阳病陷入厥阴，柴胡配桃仁就来自三甲散，柴胡的剂量要由 6g 变成 9g、12g。进入慢性期，不再是急性期的红肿热痛，这时黄芩、黄连应该减量，黄连可以不用。

有的人听我的课觉得很费劲。因为我讲课的特点是围绕着一个问题，从《内经》一直讲到张锡纯，把前后的关系、脉络全部捋一捋，对于初学者来说可能有点儿难。我是从六七岁就背中医四大经典，当时根本读不懂。但是很有用，背过中医四大经典，再用一辈子去回味，慢慢去理解，自然就打通了。

## 六、升降相因

"帝曰：其升降何如？岐伯曰：气之升降，天地之更用也。帝曰：愿闻其用何如？岐伯曰：升已而降，降者谓天；降已而升，升者谓地。天气下降，气流于地；地气上升，气腾于天。故高下相召，升降相因，而变作矣。"这段话说人体的升降和大自然天地之间的升降是很相似的。这也是李东垣法象药理的一个基础。

中医总提天人之学，其实天人之学的内容很多。中医教材上所介绍的天人之学，只能叫作基础知识。以阴阳举例，就有以下5点：①自成阴阳，心的阳气怎样下传于肾，心与肾之间的阴阳怎样沿着冲脉上下。②天地的阴阳是什么关系？天气怎样下降，地气怎样上升。③同类的阴阳是什么关系？男女交媾就能诞生出一个生命。④虚空阴阳是什么关系？地有形为阴，天无形为阳。老子讲的"玄牝之门"，"玄"指玄关，人的两个鼻孔呼吸空气，像是在天地间拉风箱，哪天不拉了，人也就死了。"牝"指人的生殖系统，用来造人。⑤天行阴阳，这个很复杂，以后再讲。

## 1. 七冲门

消化系统从口到肛有七冲门。首先是飞门，然后胃上口为贲门，胃下口为幽门，大肠、小肠会为阑门，大便所出为魄门。飞门到贲门属于上焦，主受纳饮食，太阴肺也属上焦。贲门到阑门包括胃、小肠，属于中焦。贲门到幽门属于阳明胃，主腐熟、通降。幽门到阑门是小肠，属于太阴脾，主运化升清。阑门到魄门是大肠，属下焦，主传导。整个消化道的基本规律就在这里。

我建议大家好好去研究七冲门。七冲门的命名出自《难经》，里边的每一个字都是深思熟虑的。比如贲门，胃食管反流病、气上冲胸——奔豚，就经过贲门。比如幽门，此处易患十二指肠疾病，包括十二指肠球炎、十二指肠球部溃疡，患者容易"男子失精""女子梦交"，这是《金匮要略》讲的。幽门上面法天属阳，下面法地属阴，幽门这个地方就是阴阳界了，它能通幽，所以叫幽门。此处患病的人容易梦见神神鬼鬼的。阑门可以理解为"拦"起来，如果这里出问题的话，大肠小肠容易套叠在一起，"上冲皮起，出见有头足"就是从这里来的。

## 2. 消化系统特点

整个消化道的特点是"太阴阳明，阴阳易位，更虚更实，更逆更从"。阴阳易位是指从口到肛分别属于太阴肺、阳明胃、太阴脾、阳明大肠，这就是一阴一阳，阴阳易位。

（1）更虚更实

胃实而肠虚，肠实而胃虚，食物在胃里就促进肠道排空，所以叫作胃实而肠虚。有的人一吃饭就想上厕所，我们叫胃直肠反射。肠实而胃虚就是食物由胃排空到小肠，进一步排到结肠，这时候就会引起食欲，该吃下一顿饭了。

（2）更逆更从

更逆更从是指阳明胃气往下降，太阴脾气往上升。清阳自下而升，转肺归心，升者为逆。浊阴自上而降，传化而出，浊者为降，降者为从。清阳自下而升指吸收，转肺归心，"中焦受气取汁，变化而赤，是谓血"。浊阴自上而下，到最后传化成大便，降者为从。

（3）升降相因

升降又相互影响，清阳不升影响浊阴不降，浊阴不降又影响清阳不升，阴土阳土，升降纳运有别，阳明阳土主纳食，太阴阴土主运化。脾以升为健，胃以降为和。胃病常常表现为浊阴不降，胃和大肠都表现为浊阴不降。脾病常常表现为清阳不升。但是太阴之病降极反升，阳明之病升极反降。太阴阳明——整个消化管道是人体升降的枢纽。胃降则上焦火金下潜，脾升则下焦水木蒸腾，中焦运转交通人体上下。黄元御就讲一气周流。我们讲自生阴阳，上面是心，下面是肾，上面是火，下面是水，中间隔着中宫脾胃。脾胃会影响下面肾水的升腾，也会影响上面心火的下降。有的患者下肢冰凉，你用四逆汤之后口舌生疮，因为中焦没有通，应把脾胃弄通，火就能降。

所以很多人用扶阳的办法就上火，你要把中焦给他弄通，心火、胆火才能下行，肾水才能上升。令心火下行用黄连汤，令胆火下行用六物黄芩汤。如果你实在记不住黄连汤和六物黄芩汤，可以开半夏泻心汤，当然针对性差一点儿，但是半夏泻心汤多少有点儿效果。

### 3. 枳术汤

《重订伤寒杂病论》497. 心下坚，大如盘，边如旋盘，水饮所作，枳术汤主之。(金匮·水气病篇)

枳术汤

枳实（七枚） 白术（二两）

上二味，以水五升，煮取三升，分温三服。腹中软，即当散也。

枳术汤治的是太阴阳明合病，白术健脾，枳实和胃。补中益气汤治疗脏器下垂要加枳实。在补中益气汤的基础上加枳实，其实就是合上了《金匮要略》的枳术汤。为什么枳术汤能够治疗水饮病？这说的是很消瘦的人，患有胃下垂，他吃进去的食物和胃液都存储在胃里，这时要用白术来健脾，增强胃的肌力和韧带的固束力，又用枳实促进胃中食物的排空。这种"水饮所作"不需要化饮。促进胃的排空，水饮自然而然就排到肠道里被吸收了。胃下垂的患者去做胃造影，他的胃里就有很多积液，他喝进去的水和胃液都停在胃中。这种人都很瘦，很消瘦的人胃里不舒服，你首先想想是不是胃下垂。"腹中软，即当散也"，因为水饮停留在胃中，导致胃的张力增加。当胃中压力减退时，胃中胀满就缓解了。

如果你用枳术汤感觉力量比较薄弱，就用补中益气汤加枳实。枳实能够增强平滑肌的收缩，所以能够增强韧带的张力，从而能够治疗脏器下垂。不光胃下垂，此方法还可以治疗子宫下垂、痔疮、脱肛。

### 4. 枳实芍药散

《重订伤寒杂病论》409. 产后腹痛，烦满不得卧，枳实芍药散主之。(金匮·妇人产后病篇)

枳实芍药散

枳实（烧令黑，勿大过） 芍药（等分）

上二味，杵为散，服方寸匕，日三服。并主痈脓，以麦粥下之。

我们用枳实芍药散促进产后恶露的排出，就是因为枳实能够增强平滑肌的收缩。西医用按压子宫的办法，促进产妇子宫复旧，促进宫缩，促进恶露排出。

**5. 橘皮枳术丸**

治老幼元气虚弱，饮食不消，脏腑不调，心下痞闷。（《脾胃论》）

枳实（麸炒，去穰）　橘皮（已上各一两）　白术（二两）

上件为细末，荷叶烧饭为丸，如梧桐子大，每服五十丸，温水送下，食远。

夫内伤用药之大法，所贵服之强人胃气，令胃气益厚，虽猛食、多食、重食而不伤，此能用食药者也。此药久久益胃气，令不复致伤也。

橘皮枳术丸用枳术汤加一个理气的橘皮，这个方适合做成丸药。

枳实的理气作用比较明显，而且也擅长通便。如果要用枳实理气通便，煎煮以后，疗效会降低，需要打粉做成丸剂或磨服。单纯的气滞便秘不是大便硬结，大便硬结是大承气汤证、小承气汤证，以大黄为主，枳实是一个辅助的药物。单纯的气滞便秘用枳实的理气作用来促进排便，枳实生用效果好，所以五磨饮子是磨服。"因冷食内伤"——吃了冰凉的东西，用枳术丸加半夏，叫半夏枳术丸。如果患者体质有寒，"破除寒滞气，消寒饮食"用木香干姜枳术丸，枳术丸加木香、干姜温中散寒。如果患者气虚，除了加木香、干姜，再加人参、陈皮，便是木香人参生姜枳术丸。其实《金匮要略》有一个《外台》茯苓饮跟它的结构很相似。

**6. 和中丸**

治病久虚弱，厌厌不能食，而脏腑或秘或溏，此胃气虚弱也。常服则和中理气，消痰去湿，厚肠胃，进饮食。（《脾胃论》）

木香（二钱五分）　枳实（麸炒）　炙甘草（已上各三钱五

分） 槟榔（四钱五分） 陈皮（去白，八钱） 半夏（汤洗七次）
厚朴（姜制，已上各一两） 白术（一两二钱）

上件为细末，生姜自然汁浸，蒸饼为丸，如梧桐子大。每服三
五十丸，温水送下，食前或食远。

和中丸"治病久虚弱，厌厌不能食"。和中丸就是木香、槟榔配
枳实、白术，加陈皮、半夏、厚朴、生姜、炙甘草。这些方配伍的
原则就是：对于气滞重的患者在枳实的基础上多用点儿理气药，比
如木香、陈皮、槟榔；如果是气虚重的，就在白术的基础上加人参、
干姜等。

### 7. 枳实导滞丸

治伤湿热之物，不得施化，而作痞满，闷乱不安。（《内外伤辨
惑论》）

大黄（一两） 枳实（麸炒，去穰） 神曲（炒，以上各五
钱） 茯苓（去皮） 黄芩（去腐） 黄连（拣净） 白术（以上
各三钱） 泽泻（二钱）

上件为细末，汤浸蒸饼为丸，如梧桐子大，每服五十丸至七十
丸，温水送下，食远，量虚实加减服之。

《内外伤辨惑论》出了一个名方——枳实导滞丸。大便在肠道停
留太久，会导致水分被过度吸收，造成便秘。同时肠道里面的细菌
过度繁殖，腐败蛋白质产生类似沼气的小分子化合物，所以大便特
别臭。大便在肠道停留过久化热，就用大黄、黄芩、黄连来清热通
腑。饮食停滞影响水液运行，则加茯苓、泽泻。枳实导滞丸就是在
枳术丸的基础上，根据具体的特征加了几味药。枳实导滞丸实际上
就是取了张仲景的枳术丸的思想。

"本太阳病，医反下之，因尔腹满时痛者，属太阴也，桂枝加芍
药汤主之。大实痛者，桂枝加大黄汤主之。"张仲景治疗脾虚便秘用
的是桂枝加芍药汤，如果便秘时间太久了，用桂枝加大黄汤。脾虚

便秘有好多种办法来处理：第一种办法就是枳实导滞丸，这是在枳术丸的基础上加减。第二种办法就是张仲景的桂枝加芍药汤，芍药通大便，桂枝含挥发油促进肠道蠕动。太阴病便秘患者刚一开始找你治，你用桂枝加芍药汤。如果他已经 5 天没大便了，大便在肠道停留的时间太久了，已经形成燥屎，应先用桂枝加大黄汤把大便弄通，弄通之后再用桂枝加芍药汤。

所以张仲景说"太阴为病，脉弱，其人续自便利，设当行大黄、芍药者，宜减之，以其人胃气弱，易动故也。（下利者先煎芍药三沸。）"用桂枝加大黄汤治疗，待大便一通，立刻就要换桂枝加芍药汤，否则伤他的脾胃。太阴病便秘是因为气虚。太阴病脉弱，心脏的收缩力减退，脉搏没有力气。心脏的收缩力减退是因为心肌没有力气，与肠道的肌肉没有力气导致便秘一样。

单纯的太阴病便秘不形成燥屎，这种便秘的特点是腹软。阳明病便秘腹部张力高，太阴病便秘腹部软。

### 8. 调中益气汤

黄芪（一钱） 人参（去芦头，有嗽者去之） 甘草 苍术（已上各五分） 柴胡（一味为上气不足，胃气与脾气下溜，乃补上气，从阴引阳也） 橘皮（如腹中气不得运转，更加一分） 升麻（已上各二分） 木香（一分或二分）

上件锉麻豆大。都作一服，水二大盏，煎至一盏，去柤，带热，宿食消尽服之。宁心绝思，药必神效，盖病在四肢血脉，空腹在旦是也。（《脾胃论》）

如时头热躁，是下元阴火蒸蒸发也，加真生地黄二分、黄柏三分，无此证则去之。

如大便虚坐不得，或大便了而不了，腹中常逼迫，血虚、血涩也，加当归身三分。

……仍多饮热汤，服毕少时，便以美饮食压之，使不令胃中留停，直至下元，以泻冲脉之邪也。大抵治饮食劳倦所得之病，乃虚劳七损证也，当用温平，甘多辛少之药治之，是其本法也。

李东垣还有一个调中益气汤，它与补中益气汤有区别，把补中益气汤的白术换成苍术，加木香，治疗在气虚的基础上兼有气滞、伴有肚子饱胀的疾病，这个方就叫调中益气汤。李东垣有3个益气汤：补中益气汤、调中益气汤、清暑益气汤。清暑益气汤用于长夏湿热困脾，又容易伤阴，导致气阴两虚兼湿热，病机比较复杂。如果补中益气汤证又兼饮食积滞，可用调中益气汤。

调中益气汤加减法中说："如时头热躁，是下元阴火蒸蒸发也，加真生地黄二分、黄柏三分，无此证则去之。"验方补中封髓丹就是这么来的，在补中益气汤的基础上加黄柏、砂仁叫补中封髓丹，也能够封髓。

什么是阴火？阴火都是中焦的火吗？阴火都是脾虚吗？不是。这里讲"下元阴火蒸蒸发也。"《吴述伤寒杂病论研究》讲过三阳解热法、三阴解热法。三阴发热都是阴火。太阴发热用黄芪配甘草，两个药就有效。黄芪建中汤或者补中益气汤，都能够退太阴病发热。少阴病的发热用细辛，麻黄附子细辛汤或者二加龙骨汤——桂枝加龙骨牡蛎汤方除桂加白薇、附子，附子温阳治本，白薇退热治标，二加龙骨汤里还可以加细辛。张仲景也是标本兼治的。厥阴病发热用乌梅，厥阴病内伤发热单用30g乌梅泡水都可能退热。"厥阴之为病，消渴，气上撞心，心中疼热。"这种人有烦热感。因为李东垣的《脾胃论》《内外伤辨惑论》《兰室秘藏》都讲阴火，大家都晕了，都觉得他的阴火说得不清楚。其实我觉得简单地说阴火就是三阴之火，都是从内伤来的。

"如大便虚坐不得，或大便了而不了，腹中常逼迫，血虚、血涩也，加当归身五分。""虚坐不得"就是想大便，坐马桶上又没有大便。"或大便了而不了""腹中常逼迫"这是说解完大便还觉得不爽，这种就是因为血虚、血涩，加当归身养血"仍多饮热汤，服毕少时，便以美饮食压之，使不令胃中留停，直至下元，以泻冲脉之邪也。"我们讲冲脉的时候讲到过冲脉下面到会阴，上面到百会。"大抵治饮食劳倦所得之病，乃虚劳七损证也，当用温平，甘多辛少之药治之，是其本法也。"这还是在讲升阳的问题，讲到饮食劳倦所得之病，一定要注意甘多辛少，在治本的基础上加疏风药。这与李东垣治外感不一样，大家看羌活胜湿汤治外感是辛多甘少，就一味甘草。外感是急性病，辛多甘少。治疗饮食劳倦甘多辛少，配伍有不一样的地方。所以说李东垣的学术思想在细处很讲究，我们仔细研究他的书对理解中医很有帮助。

# 第二章 内伤发热

李东垣的第二个发明——内伤发热，即甘温除热理论。我们讲过三阳病的特点是在经在腑，三阳病是经证、腑证，包括太阳在经、太阳在腑、阳明在经、阳明在腑、少阳在经、少阳在腑。三阴病的特点是寒化、热化。

## 一、理论渊源

李东垣讲寒中和热中。"今详《内经》《针经》热中寒中之证列于下。"《内经》指《素问》，《针经》指《灵枢》。大家看，李东垣在他的书中只说《黄帝内经》不提《伤寒杂病论》。他把内伤病分为寒中和热中两端。其实他讲的热中是热吗？补中益气汤治的是热证吗？不是的，其实还是一个寒证，是个虚热证。他把内伤病分为单纯的寒证和热中。他称伴有发热的内伤病为热中。

《素问·六微旨大论》"阳明之上，燥气治之，中见太阴……太阴之上，湿气治之，中见阳明……太阴从本……阳明从乎中见。""太阴之上，湿气治之"由于"太阴"和"湿"都属于阴，所以标本同气，标本同气就从本，从本就没有热证。这句话可能大家不大明白，这是五运六气的范畴。或者简单地说，按照《黄帝内经》中《六微旨大论》和《至真要大论》对五运六气的说法，太阴病从本，不从标，不从中见。那么，它的疾病特点是以寒证为主，原则上是没有热证的。

# 二、太阴解热法

### 1. 补中益气汤、黄芪建中汤

如果太阴没有热证，我们怎么去理解太阴病的发热呢？第一，见到太阴病发热，首先考虑虚热。第二，太阴病发热也有实热。太阴病常常合并阳明病。太阴阳明同病就有实热。第三，中焦阻滞，心火不下降有热，胆火不下降也热。心火不降的热是心的热，胆火不降的热是胆的热。太阴病本身是个寒证，但是可以出现热证，可以见阳明的热，可以见少阳的热。太阴病本身的热是气虚生大热，是李东垣讲的阴火。所以他在补中益气汤的基础上加黄连、黄芩、石膏，加黄连治心火不降，加黄芩治胆火不降，加石膏治太阴合并阳明病。太阴病的内伤发热，李东垣用的是补中益气汤。太阴病的发热，我们不光可以用补中益气汤，也可以用张仲景的黄芪建中汤。少阴病的发热用二加龙骨汤，厥阴病的发热用乌梅丸。这都是李东垣讲的阴火——内伤发热。

太阳病发热用麻黄配桂枝；少阳病发热用黄芩配柴胡；阳明病发热用石膏配知母；太阴病发热用黄芪配甘草；少阴病发热用附子配细辛；厥阴病发热用黄连或花椒配乌梅，黄连配乌梅叫连梅汤，花椒配乌梅叫椒梅汤，一个寒化，一个热化，都可以治疗发热。黄芪配甘草专门治太阴病的发热，黄芪建中汤和补中益气汤都治内伤发热。太阴病小建中汤证"手足烦热，咽干口燥"，这种体质的人特点是消瘦。"手足烦热"是内伤发热，患者多汗，额头多汗，满脸都是汗，手心有汗，手心烦。手心叫劳宫穴，就是反映虚劳的地方。这与阳明的手心汗出不一样，阳明病大便秘结不解，手心也出汗。一个是虚证，一个是实证。

### 2. 甘草干姜汤

甘草干姜汤治"咽中干，烦躁，吐逆"，它也是有内热，用大剂

量的甘草来盖火。所以方名叫甘草干姜汤，炙甘草与干姜的比例是
2∶1。甘草中的甘草酸有皮质激素样作用，可以退热。一般人都知
道小建中汤是桂枝汤加芍药、饴糖，但是很少有人注意小建中汤是
桂枝汤加了炙甘草。它的配伍也是用土来盖火。叶天士讲温病用补法
治的时候要小心，说"炉烟虽熄，灰中有火"。为什么甘草干姜汤能
够治疗内伤发热？"夫中寒家，喜欠，其人清涕出，发热色和者，善
嚏。"（金匮·腹满寒疝宿食病篇）其中有发热，可用甘草干姜汤，干
姜抑制腺体分泌，治疗清涕出。《金匮要略》有很多条文告诉我们可
以用甘草干姜汤治疗咳痰清稀，都是利用干姜抑制腺体分泌的作用。
"发热色和者"可见甘草干姜汤能够治疗内伤发热，就是重用甘草。

**3. 调中益气汤加生地黄柏、三物黄芩汤**

内伤发热是太阴病的一个特点，"伤寒脉浮缓，手足自温者，系
在太阴"。"手足自温"也就是后面讲的"四肢苦烦热"，"四肢苦烦
热"不光是小建中汤证有，还有一种情况：调中益气汤加生地、黄
柏，这是知柏地黄丸的架构，可治疗下焦阴火升腾。

"《千金》三物黄芩汤：治妇人在草蓐，自发露得风，四肢苦烦
热。头痛者，与小柴胡汤。头不痛，但烦者，此汤主之。（金匮·妇
人产后病篇）"三物黄芩汤用黄芩、苦参、干地黄。补中益气汤也
可以合三物黄芩汤治疗夏季炎热，下焦阴火升腾。

但是补中益气汤合三物黄芩汤不如调中益气汤加生地、黄柏效
果好，最主要的原因是苦参苦寒败胃。调中益气汤加生地、黄柏是
把黄柏酒炒，以监制黄柏的苦寒。小剂量的苦味药，能够健脾厚肠
胃。黄连温胆汤能够健脾厚肠胃，但是黄连的量要小。半夏泻心汤
治疗胃肠功能减退导致的痞证，不想吃东西，黄连用一两。黄连阿
胶汤治疗失眠心火旺盛，黄连用四两。所以李东垣调中益气汤或补
中益气汤加点儿生地，再加一点儿黄柏，黄柏用酒炒，监制黄柏的
苦寒之性，充分体现了他对脾胃病治疗思想的研究。

为了拮抗生地影响消化的作用，李东垣又用苍术、木香、升麻、

黄芪等药，这是从防己地黄汤脱化而来的，而且他不用白术而是用苍术。他为什么不用补中益气汤加生地、黄柏，而要用调中益气汤加生地、黄柏呢？因为调中益气汤是把补中益气汤中的白术换成苍术，再加木香理气，不怕用生地以后腹胀，不吃东西。我们要去琢磨这些变化，把道理想明白。

### 4. 桂枝汤

"伤寒脉浮而缓，手足自温者，是为系在太阴。"因为四肢苦烦热，所以脉浮。为什么四肢苦烦热就脉浮呢？《伤寒论》讲过"阳浮者，热自发。"桂枝汤证因为阳浮于外，所以发热汗出。虽然阳气虚，表现出的却是发热汗出阳气不固，就是《黄帝内经》讲的"阳密乃固"，所以桂枝汤证的脉表现为浮脉。"太阳中风，阳浮而阴弱。阳浮者，热自发；阴弱者，汗自出。""太阳病，外证未解，脉浮弱者，当以汗解，宜桂枝汤。""太阳病，发热、汗出者，此为荣弱卫强，故使汗出。欲救邪风者，宜桂枝汤。"这都是《伤寒论》讲的桂枝汤证发热汗出的机制。

张仲景的《伤寒论》与唐宋的方书不一样。《伤寒论》有个特点：构建了六经辨证模型。而唐宋的方书，如《太平惠民和剂局方》《太平圣惠方》《圣济总录》《外台秘要》等，都没有讲述疾病模型。《伤寒论》有太阳、少阳、阳明、太阴、少阴、厥阴六经疾病传变发展和愈后转归的模型，这是对疾病的一个完整认识，方剂只是一个武器，它是有理论的，奠定了中医临床学科的基础，所以《伤寒论》与后世的方书完全不一样。

《伤寒论》既有模型又有理论，有规律，有套路。套路就是先讲疾病的病名，先辨病后辨证，先辨太阳病、少阳病、阳明病……再辨寒化、热化和在经、在腑；然后讲疾病发生发展的机制；然后才讲方，还讲了疾病传变的规律。它告诉你用桂枝汤以后脉洪大，传阳明，因为气虚就要用白虎加人参汤。用麻黄汤以后脉洪大，就要用白虎汤，那是实证。

所以我们学《伤寒论》学的是它的疾病模型，对疾病发生发展愈后转归的机制的认知，而不是单纯记住那些方。《伤寒论》是一本思辨的书，它充满着非常浓郁的中医哲理。如果你把《伤寒论》读成了《太平惠民和剂局方》，读成了《太平圣惠方》，读成了《圣济总录》，读成了《外台秘要》，那就是错误的。

### 5. 当归六黄汤

治盗汗之圣药也。（《兰室藏》）

当归　生地黄　黄芩　黄柏　黄连　熟地黄（各等分）　黄芪（加一倍）

当归六黄汤治发热用当归、熟地、生地、黄芩、黄连、黄柏、黄芪，这个方完全没有辨别寒热虚实。它用生地配黄芩，相当于三物黄芩汤去苦参，方中又加了黄柏。为什么还加当归、黄芪呢？因为内伤发热虚实之间有时很错杂。其实当归六黄汤治疗内伤发热很有效。李东垣把《伤寒论》里面能治发热的几个方都整到这个方中：当归建中汤可以治疗发热；三物黄芩汤——生地、黄芩、苦参治疗四肢苦烦热；黄连、黄柏是乌梅丸的架子，治疗心中痛热；黄芪建中汤有黄芪，也能够退热。黄芪 30g、炙甘草 15g，对气虚导致的午后潮热有效。如果患者形体消瘦，要想全面一点儿，加桂枝、芍药，就是黄芪建中汤。如果患者寸脉短、中气下陷，加人参、白术之类药物，就是补中益气汤。其实就用黄芪 30g、炙甘草 15g 也能退热。所以，从当归六黄汤就可以看到李东垣处理疾病的思路，他是气血阴阳标本兼治。

李东垣的配方思想是气血阴阳标本兼治，你会觉得很奇特。其实疗效才是硬道理。《伤寒杂病论》有些方被认为是疑非仲景方，例如麻黄升麻汤、大黄䗪虫丸、鳖甲煎丸。其实我们仔细去研究，这些方疗效很好，都符合张仲景的辨证思想，这个值得我们去思考。

# 第三章　脾胃理论

李东垣的脾胃理论集中体现在 4 个方面：太阴阳明同治、气阴同补、寒温并用、攻补兼施。所以他的处方难以理解。

## 一、太阴阳明同治

太阴阳明同治我们前面讲过了，升降相因讲的就是太阴阳明同治。阳明胃主降，太阴脾主升，李东垣的调中益气汤就是脾胃同治。

## 二、气阴并补

太阴阳明体用不同，阴阳异性，一个是太阴阴土，一个是阳明阳土。第一，升降纳运有别。太阴主升，阳明主降；太阴主运，阳明主纳（太阴主运化，阳明主受纳水谷）。第二，润燥喜恶不同。太阴喜燥怕湿，阳明喜润怕燥。第三，寒热虚实不同，太阴病寒证多，阳明病热证多。第四，气血多少不同。

### 1. 竹叶石膏汤、麦门冬汤

《重订伤寒杂病论》691. 伤寒解后，虚羸少气，气逆欲吐，竹叶石膏汤主之。（397）

竹叶石膏汤

竹叶（二把）　　石膏（一斤）　　半夏（洗，半升）　　麦门冬（去心，一升）　　人参（二两）　　甘草（炙，二两）　　粳米（半升）

《重订伤寒杂病论》692. 大逆上气，咽喉不利，止逆下气者，

麦门冬汤主之。（金匮·肺痿肺痈咳嗽上气病篇）

麦门冬汤

麦门冬（七升）　半夏（一升）　人参（二两）　甘草（二两）　粳米（三合）　大枣（十二枚）

竹叶石膏汤和麦门冬汤两个方很像。麦门冬汤重用麦门冬配少剂量的半夏、人参、甘草、粳米、大枣。两个方中麦门冬和半夏的剂量不一样。麦门冬汤证是单纯的气阴两虚，胃气上逆。竹叶石膏汤证还有外邪，方中有竹叶、石膏。这个方是个气阴双补并清除外邪的方。竹叶石膏汤的思路和清暑益气汤相像。第一，不外乎竹叶石膏汤有热没有湿，清暑益气汤还有湿。第二，竹叶石膏汤里有竹叶、甘草、粳米，这其实就是枇杷清胃饮和导赤散的加减。枇杷清胃饮和导赤散没有用粳米，而是用竹叶、甘草、生麦芽、生谷芽。因为这些药里富含 B 族维生素，能够治疗地图舌、口疮、口唇皲裂。如果记不住枇杷清胃饮，你开竹叶石膏汤也有效，还可以合上导赤散，都是利用这些药物的特点。大家去看我们的验方都是有出处的。张锡纯用山药来代替粳米。"苔如地上之微草，由胃气所生"，中医把舌头比喻成土，把舌苔比喻成土地上的小草。土地上的小草是土所生，舌苔也就是胃气所生，所以用微草、嫩芽复胃气，复其苔。"苔如地上之微草"这种人的口腔长口疮，嘴唇皲裂，舌苔是地图舌，胃肠道黏膜也脱落，消化吸收不好，都是缺乏 B 族维生素。我们就用微草、嫩芽来恢复他的胃气，长出一层"草"来把他的胃肠黏膜覆盖，舌上的苔就长出来了，口疮就愈合了。枇杷叶、竹叶、芦根、茅根、生甘草、生麦芽、生谷芽等，就是我们的枇杷清胃饮，是从竹叶石膏汤来的。

## 2. 清暑益气汤

李东垣气阴并补的方是清暑益气汤，用人参配麦门冬。清暑益气汤证有湿热困脾，所以加了健脾燥湿的药，在清热的基础上还加了利湿的药，这是他治疗脾胃病的一个思路。

## 三、寒温并用

寒温并用的思想其实最早源自《伤寒论》。

### 1. 半夏泻心汤

《伤寒论》的半夏泻心汤就是寒温并用。还有黄连汤"《重订伤寒杂病论》185. 伤寒胸中有热，胃中有邪气，腹中痛，欲呕吐者，黄连汤主之。（173）"方中用黄连去配人参、半夏、干姜、桂枝。后世交泰丸用黄连配肉桂治疗心肾不交。如果用了交泰丸不见效，你看他中焦有没有不通。如果还有肚子胀，来一点儿半夏、生姜、茯苓。中焦不通，所以心火不降。胆火不降，就用六物黄芩汤（《外台》黄芩汤）。"见肝之病，知肝传脾"，慢性胆囊炎、胆结石患者常常有脾虚，但是他也容易上火，这种人上火伴口苦，即中医讲的胆火不降，用六物黄芩汤。

### 2. 干姜黄芩黄连人参汤

还有一个寒温并用的方——干姜黄芩黄连人参汤。北京的全小林老师，他对使用黄连治疗糖尿病很有研究。治疗糖尿病，我的体会是黄连的剂量和疗效有关系。黄连量大容易伤脾胃。为了防止黄连伤脾胃，就用干姜黄芩黄连人参汤，这样黄连的剂量就可以涨上去。

### 3. 栀子干姜汤

栀子干姜汤就充分体现了张仲景的思想，我们在讲阳明病时说过，栀子很特殊，它对局部炎症的红、肿、热、痛作用很强。它是一个特异性控制局部炎症的药物。所以用栀子豉汤治疗胃食管反流病引起的局部炎症，治疗其他炎症也可以用栀子。但是张仲景说："凡用栀子汤，病人旧微溏者，不可与服之。"我们治疗阳明病用栀子豉汤要注意，如果这个患者旧有微溏，就是过去大便稀溏，栀子用不得，因为他脾虚。有人会说脾虚怎么会得阳明病呢？举个最简单的例子，假使你觉得自己中医学得很好，你走路都往天上看，不往地下看，一下台阶不小心摔倒了，急性腰扭伤，局部发炎红、肿、热、痛，那就是个栀子证。不是因为你脾虚，就不会从台阶上摔下去。脾不虚会摔下去，脾虚也会摔下去，因为太自大，一定会摔下去。摔倒导致急性腰扭伤，想用栀子消炎，但是又脾虚，就加干姜，这是张仲景的栀子干姜汤。所以大家都会发现张仲景的处方，其实也挺不合常理。按照中医的道理来讲，脾虚不该用栀子，其实有炎症，要用栀子消炎，有脾虚就健脾，有寒就用温药，有热就用寒药，这样用药没问题。只是有时候我们感觉是把寒热虚实给对立起来了，实际上不是那么回事儿。

《伤寒论》还有条文说："伤寒，脉浮，自汗出，小便数，心烦，微恶寒，脚挛急，反与桂枝，欲攻其表，此误也，得之便厥。"这是误治，我们也不一定治对。"得之便厥，咽中干，烦躁，吐逆者，作甘草干姜汤与之，以复其阳。"这个人阳虚开甘草干姜汤。"若厥愈足温者，更作芍药甘草汤与之。"用了芍药甘草汤就不抽筋了。芍药甘草汤能温阳吗？"若胃气不和，谵语者，少与调胃承气汤。"阳虚还能用调胃承气汤？吃完调胃承气汤，"若重发汗，复加烧针者，四逆汤主之。"这就是张仲景记录他自己治病的医案。也许你会觉得不合常理，其实他很高明。阳虚就是该用甘草干姜汤，但是有抽筋时，芍药就能缓解抽筋，吃完芍药甘草汤就不抽了。如果有大便秘结，用调胃承气汤。再举个例子，脾虚的人得牙龈炎、智齿冠周炎会导致大便秘结，要用调胃承气汤去下，大便弄通之后，再用甘草干姜汤。张仲景这段不合常理的条文，我们越读越有味，大家津津乐道，因为他是医圣张仲景，如果换个不知名的人写这样的病例，大家会觉得很不合常理。

## 4. 补脾胃泻阴火升阳汤

假如时在长夏，于长夏之令中立方，谓正当主气衰而客气旺之时也，后之处方者，当从此法，加时令药，名曰补脾胃泻阴火升阳汤。（《脾胃论》）

柴胡（一两五钱）　甘草（炙）　黄芪（臣）　苍术（泔浸，去黑皮，切作片子，日曝干，锉碎炒）　羌活（已上各一两）　升麻（八钱）　人参（臣）　黄芩（已上各七钱）　黄连（去须，酒制，五钱炒，为臣为佐）　石膏（少许，长夏微用，过时去之，从权）

上件吹咀，每服三钱，水二盏，煎至一盏，去楂，大温服，早饭后、午饭前，间日服。

……如见肾火旺及督、任、冲三脉盛，则用黄柏、知母，酒洗讫。

大家都说李东垣是一代宗师。他有个方：补脾胃泻阴火升阳汤，用黄芪、人参、甘草、苍术、羌活、升麻升阳散火，又用黄芩、黄连、石膏。而且他用石膏讲"少许，长夏微用，过时去之，从权。"黄芩、黄连清内热，加石膏清外热。他用石膏要法天地，即天气特别热的时候用少许石膏，这才叫大人之学。后面还有："如见肾火旺及督、任、冲三脉盛，则用黄柏、知母，酒洗讫。"大家说，这个病是虚还是实呢？有这么开方的吗？李东垣学过中医吗？其实他不仅学过中医，他的中医造诣还很深。

黄芪配知母出自张锡纯的升陷汤，《医学衷中参西录》里好多段都讲到这个问题。其实你看李东垣也用黄芪配知母。不过我读张锡纯《医学衷中参西录》，发现他讲大气下陷，讲黄芪配知母，但他只提《黄帝内经》，不提李东垣，其实从张仲景到李东垣到张景岳到张锡纯，有些思想一脉相承，一步一步演变，但他们写书除了《黄帝内经》，都不提其他人的书。

# 四、攻补兼施

李东垣的方还有一个特点就是攻补兼施。他的这个思想也是源自张仲景。

### 1. 厚朴生姜半夏甘草人参汤

《重订伤寒杂病论》111. 发汗后，腹胀满者，厚朴生姜半夏甘草人参汤主之。(66)

厚朴生姜半夏甘草人参汤

厚朴（炙，去皮，半斤）　生姜（切，半斤）　半夏（洗，半升）　甘草（炙，二两）　人参（一两）

上五味，以水一斗，煮取三升，去滓，温服一升，日三服。

厚朴生姜半夏甘草人参汤就是攻补兼施的方。脾虚的人胃肠蠕动功能减退，感冒了本来就不想吃东西，用麻黄汤发汗后，麻黄抑制胃肠道蠕动，引起腹胀满，这时要用厚朴生姜半夏甘草人参汤除胀。一定要记住厚朴、生姜、半夏、甘草、人参的剂量是递减关系。明明是脾虚腹胀，他以理气为主，健脾为辅，这就是张仲景高明的地方。如果你用六君子汤见效就慢。厚朴生姜半夏甘草人参汤比六君子汤见效要快得多。但是厚朴生姜半夏甘草人参汤有个弊端，有的人服药后，腹胀不能完全消除。吃前面两剂药有效，后面再吃就没效，这时腹胀已经成为次要矛盾，该用香砂六君子汤了，用了之后，腹胀就消失了。这是个次序问题，与下围棋差不多。

### 2. 白虎加人参汤

《重订伤寒杂病论》330. 伤寒若吐若下后，七八日不解，热结在里，表里俱热，时时恶风，大渴，舌上干燥而烦，欲饮水数升者，白虎加人参汤主之。(太阳病篇·168)

白虎加人参汤

知母（六两）　石膏（碎，一斤）　甘草（炙，二两）　人参（二两）　粳米（六合）

上五味，以水一斗，煮米熟汤成，去滓，温服一升，日三服。

此方立夏后、立秋前，乃可服，立秋后不可服；正月、二月、三月尚凛冷，亦不可与服之，与之则呕利而腹痛。诸亡血虚家，亦不可与，得之则腹痛利者，但可温之，当愈。

这个方后面讲法象药理"此方立夏后、立秋前，乃可服，立秋后不可服。"张仲景也讲用药法象。

一定要记住，太阴病的独证——其背恶寒。其背恶寒，说明有脾虚，定位定在至阳穴，这时可以加人参，也可以加白术，比如夹饮的苓桂术甘汤、白虎加人参汤、真武汤去生姜加人参而成的附子汤。太阴病的辨证特点是"背寒即合太阴脏。"

太阴病的脉象特点是：太阴浮大缓无力。太阴病表现为浮脉、缓脉、大脉，总之是没有力气，或者是浮，或者是缓，或者是大，一定是没有力气的脉。"太阴手足自温之"太阴病可以出现手足自温或者手足发热。一旦手脚冰凉，就到了少阴病、厥阴病，要加附子，用理中丸或丁附理中丸，当然要排除少阳阳气郁闭，四逆散证手脚也凉。"自利不渴属太阴，渴是少阴不化津。"太阴病要用干姜，干姜抑制腺体分泌，口干的人吃了干姜不舒服，所以"自利不渴属太阴。""腹满而吐是太阴"，肚子饱胀、呕吐，这是消化吸收不良。"劳宫汗出为桂枝"是指劳宫汗出、大便不好解也可能是桂枝证。但要区别于大黄，因为大黄也可以治劳宫汗出、大便秘结。

补中益气汤为什么可以用陈皮？补中益气汤中陈皮"以导气"，就是理气，"得诸甘药乃可，若独用泻脾胃"，补中益气汤可以导元气，令周身运行畅快，理气而产生御元气的作用。如果不补脾而单用陈皮那是耗气。所以我们可以看清李东垣的思想。补中益气汤用当归、陈皮，这都值得思考。

### 3. 全真一气汤

全真一气汤出自《冯氏锦囊》，用附子、熟地、牛膝，这是济生肾气丸的架构，熟地补肾，附子温阳，牛膝引血、引火下行；再加人参、麦门冬、五味子，这是气阴并补；又加了一个白术。这就是扶阳派的全真一气汤。我给大家讲全真一气汤是想说明一个问题：全真一气汤是一个非常好用的方，对需要急温之的疾病效果不好。方中有熟地缓则补之，虽然见效慢，但是可以长期服用。在临床上处理疾病，急温之用四逆汤，全真一气汤吃了不会上火，可以长期服用。我告诉大家可以再加丹皮、泽泻，这就是金匮肾气丸的架构，吃了更不容易上火。

所以中医的临床和理论还是值得去思考，不能割裂开来。前段时间，广州有个专家来天津拜访我，他说："吴教授，我看了你写的《吴述伤寒杂病论研究》，你写的医案我也看了，但是我发现一个问题，你讲'伤寒'，不用'伤寒'，你的方子看不出'伤寒'。"我说："我们的方子都是根据'伤寒'来的。学'伤寒'，是学张仲景的思想，把他的思想用到疾病之中，而不是照搬他的方。"他说："比如治乳腺癌，你用阳和汤，这是《伤寒论》的方吗？"我说："我用的就是《伤寒论》的方，《伤寒论》治疗太少两感，用麻黄附子甘草汤，那是急性病，急温之。乳腺癌是太少两感病，属慢性病，缓则补之。两个方都用麻黄、甘草，急温之用附子，缓则补之用鹿角胶、熟地。麻黄附子甘草汤是治疗感冒、咳嗽、打喷嚏、充血性鼻炎，用几剂药就好了。乳腺癌是癌症，一治两三年，我把附子换成鹿角胶、熟地、肉桂，麻黄、甘草我动都没动，怎么就不是张仲景的思想了呢？乳腺癌为什么是太少两感病呢？因为这个病有肾虚，激素分泌紊乱。癌瘤又长在胸腔外，长在皮下，太阳主皮毛，所以用麻黄去发表，用的就是阳和汤。不是用麻黄附子甘草汤才是经方，才叫学《伤寒论》，我们学《伤寒论》学的是张仲景的思想。"

　　我们用《伤寒论》的方，不一定原方原量不可加减。我的体会是，不管是不是《伤寒论》的方，其他的方也不是原方原量不能加减。因为你没学懂，一加减就没有效果。比如我们用小柴胡汤退热，柴胡用 24～25g，结果你用 3g，那就有问题，补中益气汤柴胡才用 3g。没有学懂才用原方原量，学懂了，其实是不需要原方原量。小柴胡汤用 25g 柴胡去配 9g 黄芩，才能发挥柴胡退热的作用，你一加减就变成 9g 柴胡、9g 黄芩，那就不叫小柴胡汤了。你不懂小柴胡汤的治病原理，才会开出 9g 柴胡、9g 黄芩。

# 第四章　五行制化

中医有五行理论——金木水火土相生、相克，相互影响，只要一行出了问题，五行都受影响。

来一个患者你问他：

"你咳嗽吗?""我咳嗽。"

"你短气吗?""我短气。"

"你腰疼吗?""我腰疼。"

"你心慌吗?""我心慌。"

"你想吃东西吗?""我不想吃东西。"

"你情绪好不好?""我很急躁。"

因为五行构成一个闭环，五行相生、相克，最后都回到原点，这叫五脏相移。五脏相移，症状会像滚雪球一样多，所以辨证的时候感觉没法辨。

## 一、五行立极

根据张仲景的思想——五行立极，你看的是哪一行的病就从哪一行去立极，再考虑其他四极。我给大家举个例子（彩图 8）：以土立极用人参、白术、黄芪；土最怕木克，木来克土，加柴胡、黄芩、茵陈；土虚不能制水，小便不利加茯苓、猪苓、泽泻；胃肠蠕动慢，需要理气，加羌活、独活、防风；火能生土，假如有寒，火不生土，加干姜、附子、吴茱萸，干姜属太阴，附子属少阴，吴茱萸属厥阴，两天同求，温阳补土，这是先天和后天的关系。脾虚不生金，人参、白术、黄芪补脾。这些药都是凑出来的，说明你把道理想明白了，关门都可以编方。其实这些都是套路，你把整个套路都套到李东垣的思想上去，他的方都在这个公式里。

这张图（彩图8）来自《金匮要略》："师曰：夫治未病者，见肝之病，知肝传脾，当先实脾。四季脾王不受邪，即勿补之。中工不晓相传，见肝之病，不解实脾，惟治肝也。夫肝之病，补用酸，助用焦苦，益用甘味之药调之。酸入肝，焦苦入心，甘入脾，脾能伤肾，肾气微弱，则水不行，水不行，则心火气盛，则伤肺；肺被伤，则金气不行，金气不行，则肝气盛，则肝自愈。此治肝补脾之要妙也。肝虚则用此法，实则不在用之。经曰：'虚虚实实，补不足，损有余'，是其义也。余脏准此。"（金匮·脏腑经络先后病篇）

从"经曰……"我们发现张仲景写书，就引用前人的原文。"肝虚则用此法，实则不在用之。"这个办法是治虚证的，"见肝之病，知肝传脾，当先实脾"，用柴胡桂枝干姜汤。虚则太阴——柴胡桂枝干姜汤；实则阳明——大柴胡汤。肝病患者，如果体质很壮实，一部分人会发生重症肝炎，暴发性肝衰竭，导致死亡，那就是大柴胡汤证。体质比较弱的人，转成慢性肝炎，那是柴胡桂枝干姜汤证、逍遥散证。

"见肝之病，知肝传脾，当先实脾"前提是"肝虚则用此法，实则不在用之。"不是只有肝脏有这个规律，"余脏准此"。哪一脏的病，从哪一脏立极。如果是个肝病，以木立极，其他四脏按相生相克顺序来排。这就是我与大家强调的五行立极。你用五行立极的办法就能解决五脏相移等不知从何下手的疑难病证。心、肝、脾、肺、肾哪一脏的病，就以哪一脏立极。你按这个规律去读古书，会发现都是套路。

## 二、葛花解酲汤

治饮酒太过，呕吐痰逆，心神烦乱，胸膈痞塞，手足战摇，饮食减少，小便不利。（《脾胃论》）

莲花青皮（去穰，三分） 木香（五分） 橘皮（去白） 人参（去芦） 猪苓（去黑皮） 白茯苓（已上各一钱五分） 神麯（炒黄色） 泽泻 干生姜 白术（已上各二钱） 白豆蔻仁 葛花 砂仁（已上各五钱）

上为极细末，秤，和匀。每服三钱匕，白汤调下。但得微汗，酒病去矣。此盖不得已而用之，岂可恃赖日日饮酒，此方气味辛辣，偶因酒病服之，则不损元气，何者？敌酒病也。

李东垣五行立极的思想还反映在葛花解酲汤（葛花解酒汤）里。人参、白术、干姜这是理中丸的架子；茯苓、猪苓、泽泻，这是五苓散的三泻；再加陈皮、青皮、神曲、木香、白豆蔻仁、砂仁、葛花这些理气药物，这是大家对李东垣比较熟悉的方，它实际是理中丸和五苓散的架构。你会发现理中丸和五苓散，在李东垣的每个方都有用，但是他有化裁。李东垣的方子有的用桂枝（肉桂）、有的不用桂枝（肉桂），天气冷了就用，夏天不用。

葛花解酲汤中白术、猪苓、泽泻利水。治疗长夏湿热困脾的清暑益气汤里加了泽泻。李东垣的很多方，都用茯苓、猪苓、泽泻除湿。羌活、独活、防风也能够升阳除湿，但是羌活、独活发表，能带走人体的水液，影响水液代谢。所以葛花解酲汤用来解酒，他用猪苓、茯苓、泽泻利尿。我们在治疗停饮时，不能照搬李东垣的方，照搬他的方有时有效，有时没效。

胃下垂的患者，胃里停有胃液，治疗用枳术丸或补中益气汤加枳实，枳术丸力量大一些。还有一种人没有胃下垂，胃里面也停有大量液体。"伤寒厥而心下悸，宜先治水，当服茯苓甘草汤，却治其厥。不尔，水渍入胃，必作利也。"（厥阴病篇·356）这种人体检时，胃中有振水音，做 CT 或胃造影，胃里面都是水。通过问诊，患者会告诉你，他大便稀，"必作利也"，时间久了就大便稀。

　　如果胃气上逆导致恶心，就用伏苓泽泻汤，在茯苓甘草汤基础上加了泽泻汤。《金匮要略》的泽泻汤——泽泻配白术，治疗饮邪上攻。饮邪上攻于头则头晕。茯苓甘草汤本身是苓桂术甘汤去白术加生姜，苓桂术甘汤健脾，茯苓甘草汤温胃。如果伴恶心呕吐用泽泻汤治饮邪上攻，就又把白术加进去了，茯苓甘草汤不伴有呕吐这种情况，不能照搬李东垣的葛花解醒汤。如果患者非常消瘦，胃造影提示胃下垂，拍胸片提示垂位心，胃中饮邪停留就不能选葛花解醒汤，也不能用《外台》茯苓饮，应该选用补中益气汤加枳实。葛花解醒汤是在理中丸的基础上加茯苓、猪苓、泽泻，是治疗脾虚生湿，表现为眼睑肿、舌胖大、脚肿症状的。如果单纯饮停在胃，就是用茯苓甘草汤、茯苓泽泻汤。

# 第五章　法象药理

　　李东垣强调用药要适应人体的生物节律，这是四时加减用药法。药物有趋向性，作用于身体的上半身、下半身，或作用于体内、体表，药物的这个特性，叫升降浮沉。传统中医没有实验研究，所以对中药的药理也不是很清楚。中医理论也没有解热镇痛、抗癌这些说法。中医对于中药药理的确定，像神农尝百草那样去摸索，通过对药物的外观、轻、重以及味的厚薄做类比。中药的药理确定主要是尝试，尝试之后用中医理论去套。一个药物，服用以后被发现能够提高性功能，就说它入肾。还有类推，肉苁蓉长得像生殖器，就推断它有补肾的功效，使用之后发现它真能补肾。这就是法象药理，只不过李东垣把法象药理系统化了。

　　我们讲《黄帝内经》，讲过自然界是大宇宙，我们人是小宇宙。这听起来比较空，但是中医把它应用在了临床上。

　　白虎加人参汤是在白虎汤的基础上加人参，气虚的人也可以加人参。人体免疫低下时，细菌可以侵袭人体，慢性炎症持续发作，就可以用白虎加人参汤。石膏配人参提高免疫力来清除病原微生物。对于没有气虚的人，加人参之后炎症反应会增加，气有余就是火。但是在气虚的情况下，不用补气温阳的药，病原微生物反而不容易被清除。曾老师治疗一个严重白血病患者，在病房抢救用了好多抗生素，西医能用的手段都上了，还是没有效果。患者白细胞功能很弱，全身免疫力低下，曾老师用附子配石膏，患者两剂药吃下去就退烧了。其实《金匮要略》中的越婢汤就是用附子配石膏，"恶风者，加附子一枚，炮。"又在白虎加人参汤方后说"此方立夏后、立秋前，乃可服，立秋后不可服；正月、二月、三月尚凛冷，亦不可与服之，与之则呕利而腹痛。"气虚的人用白虎加人参汤，即便加了人参，也要注意四季对患者的影响。李东垣的补中益气汤告诉我们，夏天加黄芩、芍药。芍药偏凉，冬天不能加芍药，要加益智仁，如果冬天患者带有咳嗽，可加麻黄发表。

通过学习李东垣，能让我们更好地理解经方，从而运用经方治疗脾胃病。

### 附：冲脉补遗

冲脉又叫中脉，道家练内丹，守的就是中脉，从尾闾穴到百会穴，《黄帝内经》叫气脉，气脉常通，精血下注，才能有子。气脉每天起起伏伏，白天气门从百会穴打开，周行全身叫卫气，晚上气门关闭，人要睡觉。

补中益气汤证和小建中汤证在冲脉上有区别：小建中汤证脉浮，摸到的血管浮大缓虚，脉是偏大的，中脉不能凝固，阳密乃固，他的气是散的。人体有3个基本物质——形、气、神：形体现在肾精，肾精要充备，元气要充足，神光要圆满。我们叫精满、气充、神圆。气通过中脉凝聚起来，道家讲引气入中脉。气不能聚在中脉上就脉浮，表现为小建中汤证。

李东垣的补中益气汤证讲的是人直立行走以后，会出现中气下陷，寸脉短。张仲景的小建中汤证是中气外散，中气不固，脉浮。

人体3个基本物质是形、气、神，所以疾病包括器质性疾病、功能性疾病、精神性疾病。腹胀可能是胃炎（气化病），也可能是胃癌（形质病），还可能是个神志病。李东垣的补中益气汤就是调气化，治疗功能性疾病。李东垣的方是以调气化为核心的。

# 第六章　医学一统

　　《四库全书》总结一句话：医家之门户分于金元。其实医家之门户始于《黄帝内经》，《黄帝内经》最后的篇章成书于西汉，主体内容成书于春秋战国。我们看《黄帝内经》，《素问》81篇、《灵枢》81篇，矛盾的地方多得很，那就是因为《黄帝内经》本身就是一部各家学说。

　　张仲景令中医思想达到了统一，一直到唐宋，整个学术体系以《伤寒杂病论》为基础。到了金元时期，金元四大家兴起，中医体系更丰富、更完善、更细化，细化的结果是导致一部分中医理论被人为碎片化。李东垣说："脾胃内伤，百病由生。"很多人学了李东垣的《脾胃论》就只知"脾胃内伤，百病由生"，《伤寒论》也不读了，认为朱丹溪也是胡说八道了。各家过分强调李东垣的学术观点。天下大势，合久必分，分久必合。我们开了一门课程，叫"医学一统"，讲中医如何从张仲景发展到后世的李东垣，乃至于张锡纯，学术思想一脉相承，绝不是从天上掉下来的。

　　例如李东垣的学术思想包括：①补气。涉及精、气、血的问题，就是气血同补，两天（先天与后天）同求。李东垣补气会加当归养血，张景岳讲精血同源，精气同补。精血同源用当归配枸杞子，精气同补用补阴益气煎。②升阳。升阳采用攻补兼施、升降同调的方法，这是他主要的思路。③散火。散火采用寒温并用，用黄芩、黄连，还用人参、白术、黄芪。④随时进退，天人共治。我们总结李东垣的处方特点是：两天（先天与后天）同求，攻补兼施，升降同调，寒温并用，天人共治。所以他的处方都特别混乱，但他的处方剂量非常讲究，有的剂量非常小，有的剂量用的很重，柴胡会用到25g，那是《伤寒论》小柴胡汤中柴胡的用量，我们要深刻去理解李东垣的思想。

建中汤证"手足烦热，咽干口燥"，黄芪建中汤甘温除大热。从张仲景的黄芪建中汤到李东垣的补中益气汤，都是用黄芪配甘草。到了张景岳有补阴益气煎。到了王清任有补阳还五汤，治疗脑梗死。中气下陷导致脑的血液运行迟缓，形成血栓。到了张锡纯就叫升陷汤。我们把所有的东西都串联起来学习，就比较好理解中医理论的一脉相承。

大家知道小建中汤、补中益气汤甘温除热，但是治疗内伤发热，用黄芪和甘草不见效的也很多。少阴病发热，用附子、细辛，例如二加龙骨汤。厥阴病的发热就用乌梅。王清任把瘀血发热叫作灯笼热，用血府逐瘀汤。所以中医的思想我们不能去割裂，如果割裂开去看中医，则会出问题。

中医思维的维度可以归纳为9个层次：

**1. 内外一统**

《伤寒论》讲外感病的治疗，《金匮要略》讲内伤病的治疗，所以中医会出现一个很特殊的现象，伤寒教研室的老师和金匮教研室的老师总是有分歧。《伤寒论》和《金匮要略》本就是一本书，张仲景不可能自相矛盾，左手打右手，外感与内伤是一统的。内外一统相当于中医思维维度的长。

**2. 寒温一统**

伤寒和温病能不能一统？"冬伤于寒，春必病温"，伤寒和温病密切相关。寒温一统相当于中医思维维度的宽。

**3. 中西结合**

东方的象思维和西方的逻辑思维要统一起来。这样中医思维的维度才有长、宽、高，这样就形成了立体三维空间。

#### 4. 古今一统

中医思维维度光有空间还不行，还得有时间。你能不能想到乌梅丸和戊己丸的关系，黄芪建中汤和补中益气汤的关系就是古今一统的关系。

我给大家拓展一下戊己丸治厥阴病的方法。厥阴病脉证提纲"厥阴之为病，消渴，气上撞心，心中疼热，饥而不欲食，食则吐蛔，下之利不止。"这讲的是乌梅丸证，也可以用左金丸、戊己丸，戊己丸的使用方法和乌梅丸是一样的，只不过戊己丸有一点需要注意：吴茱萸有强烈抑制腺体分泌的作用，所以消渴病用得少。所以戊己丸可以治疗"厥阴之为病，消渴，气上撞心"，如果冠心病患者伴随烧心，用左金丸、戊己丸效果好，也可以用乌梅丸。"心中疼热"用左金丸，"饥而不欲食，食则吐蛔"用戊己丸。还有"下之利不止"也可以用戊己丸，戊己丸可以止泻。

根据六经为病欲解时，后半夜是厥阴当令，老年人后半夜瘙痒可以用乌梅丸，用戊己丸也有效，都是厥阴病。戊己丸用白芍，乌梅丸用乌梅；戊己丸用黄连清热，乌梅丸用黄连、黄柏清热；戊己丸用吴茱萸散寒，乌梅丸用蜀椒、细辛、干姜、附子散寒；它们的配伍都是苦辛酸寒温并用。不外乎乌梅丸多了人参、当归扶正。不过，乌梅促进唾液分泌的作用比白芍强，所以治口干，乌梅效果好一些。乌梅丸的适用证，戊己丸基本都适用。区别在于戊己丸更偏于急性一些，乌梅丸更偏于慢性一些，因为里面人参、当归可以扶正。以前农村常见的小儿蛔虫症，如果没有乌梅丸，仓促之间可以用戊己丸，这个有成药。

我们的家传方，治疗小儿蛔虫症，用生姜、花椒水加一勺醋来送服黄连素。制作姜汁比较慢，可以不用，直接用花椒水取一勺醋，送服黄连素，治小儿蛔虫症也有效，所以不要学得那么教条。

我给大家讲戊己丸治疗心脏病时，可以用乌梅丸治疗厥阴病的理论去套，就是要告诉大家，古今要一统。

内外一统，寒温一统，中西一统，古今一统，就构成了中医思维维度的四维空间，这样才能把中医本身统一起来。

### 5. 中西汇通

中医在内外一统，寒温一统，古今一统的基础上，再做到中西医结合，用西医去补充中医，这是低层次的中西医结合。高层次的是中西汇通，做到中医、西医相互诠释。

### 6. 中西合璧

把中西医统一起来，医无中西，存乎一心。

### 7. 以儒通医

医学能不能上升到哲学的层面上，比如以儒通医。儒家讲物—心—身，物是指社会，心是指心理，身是指生理。儒家的社会、心理、生理，是什么相互关系，儒学和医学怎么相互影响，相互区别？

### 8. 以释明医

佛家讲的因果轮回，前世今生，又是什么关系？我们讲冲脉就是中脉，由中医讲到印度的瑜伽。

### 9. 由医入道

道家讲形、气、神是人体的三大物质基础。形是物质的东西，气是功能，人是有功能的。黄帝问岐伯"有不生化乎？"岐伯说没有不气化的。没有气化的是真人，我们都不是"真人"，我们都是"假人"。

做到以儒通医，以释明医，由医入道，这时你才能达到中医的第九层。我们专门给大家讲过一门课——"九层炼心话中医"。

很多人反对中西汇通，认为中西医不能汇通，象思维和逻辑思维不可以汇通。围棋就是象思维的典型，国画也是象思维，但是机器人却战胜了围棋冠军。当逻辑思维发展到极致的时候和象思维就是相通的。反对中西汇通的思维是狭隘的。

### 附方：升降宁心汤

升降宁心汤

党参30g 丹参30g 苦参6~30g 苍术9g 白术9g 青皮6g 陈皮6g 黄连3~9g 黄芪30g 麦门冬6~9g 五味子3~6g 升麻6g 降香3g 葛根30g 泽泻9~30g 郁金9g 炙甘草3g

主治：心悸、胸痹。

吴门验方升降宁心汤，这个方来自李东垣的清暑益气汤，但是同时又整合了张仲景的葛根黄芩黄连汤和吴鞠通的三香汤，它由哪些药物构成呢？它由三参：党参、丹参、苦参，二术：苍术、白术，二皮：青皮、陈皮，二黄：黄连、黄芪，然后是麦门冬、五味子一个对药，升麻、降香一个对药，葛根、泽泻一个对药，再加郁金、甘草组成。

第一组药是三参，党参补气，丹参养血，苦参燥湿。中焦受气取汁，变化而赤是为血。中焦脾胃受气取汁的气到了我们胸中变化而赤就成了血，所以心脏依赖于气血的濡养。苦参的特点是能够安神宁心，治疗快速性心律失常，治疗失眠。由党参和丹参补气养血，加苦参燥湿宁心，治疗外邪来犯心，外感湿热之邪侵犯心脏。

第二组药是二术，苍术和白术。白术能够帮助党参补气，苍术能够帮助苦参除湿，苦参苦寒败胃，这样就会损害脾胃。

第三组药是青皮和陈皮，能理气。陈皮理脾胃之气，青皮理肝胆之气，所以青皮配陈皮能够治疗脾胃、肝胆之气犯心。有胆心综合征，有胃心综合征，青皮配陈皮一个疏肝胆之气，一个理脾胃之气。

第四组药是黄连配黄芪。黄芪配党参补气，黄连配苦参清热，一个补心气，一个清心热。

第五组药是麦门冬、五味子。麦门冬、五味子配党参就是生脉饮，养心阴，气阴并补。

　　第六组药是升麻、降香。我们知道中气下陷会导致心悸、气短。心悸伴有寸脉短要用升麻去升提，而湿热上犯又会扰动心神，导致心神不宁、心悸失眠，加降香令气机下降。清气下陷，心失所养导致心神不宁，而浊气上犯扰乱心神，也心神不宁，所以用升麻升提人的正气，用降香降浊气，这叫"清浊相干……是谓大悗"，这就是《黄帝内经》讲的心神不宁。

　　第七组药是葛根、泽泻。《黄帝内经》讲"清浊相干……是谓大悗"是指清气下陷，浊气上犯导致心神不宁，烦躁，所以用升麻配降香，然后加了葛根、泽泻，葛根能够升清，泽泻能够降浊。升麻、降香升降气机，葛根、泽泻升清降浊，而且这两个配伍都能降血脂，降胆固醇。葛根能够扩张心脏的血管，泽泻还能够利尿、利水。

　　第八组药是郁金、炙甘草。郁金配降香是《温病条辨》三香汤去了淡豆豉，只取降香和郁金。炙甘草在这里中和苦参的苦，兼有养心作用，《金匮要略》的炙甘草汤也养心，根据情况可以用3~9g。

　　葛根配黄连就是葛根黄芩黄连汤的结构，葛根黄芩黄连汤偏重于清热，祛湿力量不够，而升降宁心汤可治湿热扰心。正气不足，湿热上犯，侵扰心神，清浊相干，清气不能上承于心，浊气上犯扰乱心神，心中空得慌。升降宁心汤又用了三香汤，郁金芳香开窍，降香引浊气下行。所以升降宁心汤实际上是清暑益气汤、葛根芩连汤、三香汤的合方，核心配伍就是三参、二术、二皮、二黄、生脉饮升降气机，升清泌浊，加上三香汤的架构。

　　升降宁心汤的学术思想以李东垣的清暑益气汤为核心，把《黄帝内经》的清浊相干、张仲景的葛根芩连汤、吴鞠通的《温病条辨》三香汤合在一起了。我们学李东垣的学术思想，就要学习他治疗疑难疾病的思路。尤其是长夏季节有气虚的人，气阴两虚，同时感受暑湿，出现心慌烦乱，不想吃东西，如何去治？值得我们去思考。这里的郁金，还配上青皮治肝胆。《黄帝内经》说："胃络通于心"，有胃心综合征。还有胆心综合征，《伤寒论》中少阳病也可以引起心悸。所以不光要清胃肠的湿热，还要治肝胆。根据情况化裁，黄连配黄芪，如果肝胆病变明显，黄连可以配黄芩，也可以同时用。

治疗重大疑难疾病，处方配伍是复杂的。从李东垣这里我们要学习大方复治，然后把《黄帝内经》《伤寒论》《金匮要略》和各家思想以及温病学派的学术思想全部融合起来。那样治疗疾病就会更容易。

升降宁心汤的特点：第一，气阴并补，它既有党参、黄芪补气，又有麦门冬、五味子养阴；第二，攻补兼施，它既有扶正的药，又有祛邪的药，祛热的黄连，祛瘀的丹参，祛湿的苦参、苍术；第三，调畅气机，既有升麻升清、降香降浊来升降气机，又有葛根配泽泻升清泌浊；第四，胆胃同治，既有治疗胃的苍术、白术，又有治疗肝胆的郁金、青皮。以上就是升降宁心汤的核心配伍方针。应用这个方针治疗正气亏虚、湿热扰心的心脏疾病，会取得一些特殊的疗效。

# 第七章　虚劳劳复

我们说形、气、神一体同调。《伤寒论》主要讲气化，也讲形质病和神志病。讲神志病比如"百合狐惑阴阳毒病篇"。形质病比如《金匮要略》的"血痹虚劳病篇"。血痹虚劳病篇的内容，我们可分为三部分来看它：第一部分讲太阴虚劳，讲到桂枝加龙骨牡蛎汤和小建中汤。第二部分讲少阴虚劳，讲到肾气丸、薯蓣丸，还有酸枣仁汤。第三部分讲厥阴虚劳，讲到大黄䗪虫丸。

## 一、太阴虚劳

关于桂枝汤证，我们已经说了好多，就不再详细讨论。桂枝加龙骨牡蛎汤来治疗太阴虚劳，"虚羸浮热汗出者，除桂，加白薇、附子各三分，故曰二加龙骨汤。"这时有虚羸、浮热、汗出，同时兼有少阴证，所以去桂枝加附子。桂枝加龙骨牡蛎汤证经常有"失精家少腹弦急""男子失精，女子梦交"这些症状，伴有少阴证。小建中汤证"四肢酸痛，手足烦热"，这是在太阴。小建中汤加减有黄芪建中汤（又有人参二两）、有当归建中汤、有归芪建中汤。如果小建中汤证伴有明显的少阴病，小建中汤可以加附子，就和二加龙骨汤的方意一样。虚劳病篇讲桂枝汤类方时还有一个天雄散。篇中没有说它的使用指征。就是在后面说"男子平人，脉虚弱细微者，善盗汗也。"这与前面的二加龙骨汤一条非常吻合。讲二加龙骨汤和天雄散就是告诉大家，太阴虚劳后天损及先天，伴有少阴虚劳，需要加附子或天雄一类的药物。可以用天雄散，也可以去桂枝加附子，有汗出加白薇。

## 二、少阴虚劳

"虚劳腰痛，少腹拘急，小便不利者，八味肾气丸主之。"腰痛就可以把穴位定在腰阳关穴，这是用附子的独证。我们讲少阴病篇时讲过：少阴寒化证有形质病和气化病之分。少阴寒化的气化病用四逆汤，如果夹饮的是真武汤。如果伤形质，伤及肾精，用八味肾气丸。如果伴有肿瘤，用栝蒌瞿麦丸。八味肾气丸和栝蒌瞿麦丸的区别，一个是肾精亏虚用八味肾气丸；而形质有余，长了肿瘤，用栝蒌瞿麦丸。学肿瘤后就知道了，有余与不足有密切的关系。有余是在不足的基础上发生的。有余是"客有余"，不足是"主不足"，所以栝蒌瞿麦丸要用附子、山药。

"虚劳诸不足，风气百疾，薯蓣丸主之。"薯蓣丸以薯蓣为君，补少阴。薯蓣丸的处方配伍很复杂，方中有八珍汤，还有山药、麦门冬、阿胶补虚，有桂枝、干姜、大枣、柴胡、桔梗、杏仁、防风、白蔹、曲和豆卷治外邪。薯蓣丸可用于太少两感证。太少两感证用麻黄细辛附子汤、麻黄附子甘草汤，症状很快就可以缓解。可是感冒缓解以后，过不了多久就又感冒了。麻黄细辛附子汤、麻黄附子甘草汤急则治标，调其气化。当感冒缓解了就服薯蓣丸，缓则治本，防止感冒复发。当有虚劳病的人发生太少两感证，在太少两感证缓解以后用薯蓣丸。不光是感冒，很多情况都有太少两感证，包括荨麻疹、肾脏疾病。只要见太少两感证，急则治标，缓解以后都用薯蓣丸复其形质。

少阴热化证我们讲了黄连阿胶汤和酸枣仁汤。薯蓣丸复少阴肾的形质，少阴心的形质受损用炙甘草汤。"治虚劳不足，汗出而闷，脉结代，行动如常，不足百日，危者十一日死。"炙甘草汤实际上在太阳病篇也出现了，又叫复脉汤。

## 三、厥阴虚劳

"五劳虚极，羸瘦，腹满不能饮食，食伤、忧伤、饮伤、房室伤、饥伤、劳伤，经络荣卫气伤，内有干血，肌肤甲错，两目黯黑。缓中补虚，大黄䗪虫丸主之。"（金匮·血痹虚劳病篇）大黄䗪虫丸是一个厥阴病处方，它能复形质，治疗干血劳，也能治疗肿瘤。我们有一个卵巢癌患者，她的癌症发现得晚，肿瘤长到几个厘米。我们就用中药给她治疗维持了两三年。她同时也在做介入，中医的疗效不明显，加之后来又挂不上号，她就去找了另外一个中医大夫。另外一个大夫认为这么虚弱的患者，怎么能够用大黄䗪虫丸这类处方加减治疗呢，于是开了八珍汤、十全大补汤。用了大概两个多月，本身四五厘米的肿瘤，长到了十几厘米。病人腹大如鼓，青筋暴露，补了之后，整个人反而骨瘦如柴，命悬一线了。病人就又找到我这里来。这时这个病人已没什么治疗价值，随时都可能死。但是觉得可怜，最后我们就收治她了，没有几天她就过世了。与大家讲这么一个例子，就是为了说明肿瘤误用补药的危害。

虚劳病篇讲了三部分内容：第一，讲太阴虚劳，用桂枝加龙骨牡蛎汤或小建中汤。太阴虚劳伴有失精、梦交等，容易后天累及先天，出现肾虚。如果出现虚羸、浮热、汗出，就去桂枝加白薇、附子，或者用天雄散，这都是在告诉大家加减。太阴为开，太阴病患者容易出现"男子失精、女子梦交"，出现阴阳交这些乱七八糟的问题，需要桂枝加龙骨牡蛎汤、小建中汤从太阴经去治。如果长期失精、梦交，后天累及先天，会导致少阴肾虚，用天雄散或者二加龙骨汤。第二，讲少阴虚劳，是在补少阴病篇。少阴病篇讲热化证之心阴虚失眠，用黄连阿胶汤，这里讲肾阴虚失眠，用酸枣仁汤。虚劳腰痛用八味肾气丸，八味肾气丸和栝蒌瞿麦丸都复形质，一个是形质不足，一个是形质有余，是"主不足"和"客有余"的问题。太少两感证用麻黄附子甘草汤以后，用薯蓣丸。第三，讲厥阴虚劳用大黄䗪虫丸，虚劳不光有补还有攻的问题，攻是缓中补虚。另外，复形质不光是少阴肾需要复形质，少阴心也要复形质，少阴心复形质用的是炙甘草汤。

已经有了《伤寒论》，为什么张仲景还要写《金匮要略》？因为《伤寒论》的特点是以调气化为主，《金匮要略》就涉及调神志病和形质病。我讲了外感和内伤的关系：阳虚的患者得了感冒这是外感——太少两感证，用《伤寒论》调气化的麻黄附子甘草汤去治疗，感冒好了以后就属于是内伤了，需要复形质，就用薯蓣丸。如果不用薯蓣丸复形质，过两个月他就会再次感冒，还得用麻黄附子甘草汤，这就是外感和内伤的关系。再比如少阴寒化证——呕吐下利用四逆汤急温之。但是四逆汤温过以后，如果你不管他，过两个月患者吃西瓜又出现呕吐下利。呕吐下利用四逆汤急温之，之后要用肾气丸补，要不然过两个月后又呕吐下利。这就是气化和形质、外感和内伤的关系，也就是大家常提起的扶阳派和温补学派的关系。我们不能把郑钦安和张景岳绝对地对立起来，就相当于我们不能够把《伤寒论》和《金匮要略》绝对地对立起来一样。

# 第八章　临床带教

### 临床带教一

　　一个胸腺瘤患者，他中气下陷，肯定应该开补中益气汤，大的原则定下来了。但有的人吃了补中益气汤就上火。为什么会上火呢？因为补中益气汤有补气作用，气有余便是火，春天吃了补中益气汤口苦，夏天吃了补中益气汤口舌生疮，长夏季节吃了补中益气汤影响食欲。这就要用到李东垣的四时加减用药法理论。使用补中益气汤春天加黄芩，夏天加黄连，长夏加黄柏。春季属少阳，夏天生心火，长夏生湿热。当然也不一定这么教条，夏天加黄连不够，可以加石膏，长夏加黄柏不行，可以加泽泻等除湿药，还可用防风火郁发之。我们治疗这个胸腺瘤患者处方如下：

　　白术10g　茯苓5g　红参10g　生姜10g　薤白12g　瓜蒌10g　山药30g　黄芪90g　苍术10g　当归10g　升麻10g　北柴胡5g　仙鹤草60g　熟地黄40g　生麦芽60g　陈皮6g　江南卷柏30g　防风10g　柏子仁30g　炙甘草6g　黄芩10g　泽泻10g　醋青皮6g　牡丹皮10g　麦门冬10g

　　这个方以李东垣的清暑益气汤为底方，属于四时加减用药法。在补中益气汤的基础上，合上了麦门冬、五味子（生脉散）。其实你不学四时加减用药法，直接去固肾根也行，就是张景岳的补阴益气煎。临床用方不外乎加减化裁变化，可根据具体情况，加以调整。

### 临床带教二

　　胃炎是一个很简单的内科病，一个胃炎患者合并了胆囊炎，用半夏泻心汤之类处方，效果不好。其实他消化道的症状是由慢性胆囊炎引起的，要从少阳去治。我们用了甘露消毒丹加厚朴、大腹皮、法半夏来减轻腹压。这里面有几个药物要跟大家讲：木香配郁金是木金丸，芍药配甘草是芍药甘草汤。木香配川楝子可扩张胆道，芍药配甘草可促进胆汁分泌，这是《伤寒杂病论》讲的泻肝法。慢性胃炎合并慢性胆囊炎引起一系列消化道症状的时候，要去治胆，最关键的就是用芍药甘草汤、木金丸、木香配川楝子。这是中医所谓清胰汤之类处方的架构，其实就是扩张胆道和胰管。芍药甘草汤促进胆汁分泌，大体上是这么一个思路。这样就能很好地缓解胆道压力，缓解消化道症状。

# 第九章 答疑

学生问：没有太多中医基础的人，如果学中医，应该学哪些书？

老师答：那要看你为什么学中医？如果你不当医生，只是把中医作为一个养生、保健和认识世界的方法，我推荐几本书——《黄帝内经》《难经》《伤寒论》。《伤寒论》的六经模型，可以训练你的思维。作为中医爱好者，如果你没有时间看《难经》，你就读《黄帝内经》和《伤寒论》。如果你觉得没时间读《灵枢》，你就读《素问》和《伤寒论》，这两本书可以极大地训练我们的思维。比如《素问》的《上古天真论》。什么叫"上古"？什么叫"天真"？什么是"真"？什么是"天"？什么叫"真人"？有"真人"就有"假人"。为什么说"假人"？大家思考。《黄帝内经》关于人的天数、天命讲了很多内容，讲到人有天数——七七八八之数。如果你要当医生的话，我也可以给大家推荐几本书：《黄帝内经》《难经》《伤寒论》《金匮要略》《温病条辨》《温热论》《湿热病篇》《神农本草经》。这些其实都是原汁原味的"中医教材"。学好原汁原味的中医，到门诊和病房去运用提高，再把西医和现代东西揉进去。原汁原味的中医是你的根，在这个根的基础上去吸收后世中医各家的学说，吸收西医，但是这个根不要变。然后，你要学一点儿中国医学史。要知道中医是怎么发展变化的，就不会迷茫。比如说，金元时期形成各家学说，各家学说的背景是什么。我们有一个非常著名的西医教授，说过一句话："学说越多越不接近本质。"大家都知道"盲人摸象"，李东垣说摸到的是柱子，朱丹溪说是棍子，刘完素说是一面墙，其实就是一头大象。如果你明白各家学说看到的只是中医的局部，就不会被各家学说迷惑。然后你还会知道，到了1840年中医经历了什么样的苦难，乃至于发展到今天，形成了一个特殊的时期，你了解中医了，才不会迷茫。

学生问：太阴无热证，为什么太阴热化要用麦门冬汤？

老师答：太阴无热证，太阴的热都是虚热，比如气虚生大热，补中益气汤证。太阴热化用麦门冬汤，实际上讲的是太阴脾虚兼阳明胃阴虚。我可以告诉大家太阴阳明几种兼夹证：①阳明胃热兼有太阴脾虚用白虎加人参汤。②阳明胃热兼太阴湿盛用白虎加术汤，这是一个温病的方。③太阴脾虚兼阳明胃阴虚，就是麦门冬汤证。太阴脾虚兼阳明燥化，胃阴虚就是阳明燥化，以燥为主。④太阴湿盛兼阳明燥热，湿热混合，多见于暑温。暑温分暑热和暑湿，暑热不兼湿，暑湿见于长夏，雨水多，空气闷热。治疗暑湿的代表方是李东垣的清暑益气汤。

学生问：从病机的角度上讲解一下饮咳汤，以及帕金森病的治疗。

老师答：饮咳汤尤其擅长于治疗小儿咳嗽。有的小朋友感冒以后咳吐大量清稀痰，甚至一咳嗽就吐，严重时能把食物、胃液都吐出来。这种情况多见于7岁以下的小孩，长大以后就不容易发生了，这就是饮咳汤证，你用五苓散加干姜、细辛、五味子也可以。真武汤加干姜、细辛、五味子也可以，只不过归经不一样，但是为了不影响小孩子的生长发育，有时我们有意要回避一些补肾温阳的药物。因为补肾温阳药物会影响孩子的激素分泌，我们治疗老年患者才去填精。

帕金森病是一个老年病，治疗的根本是补肾填精。汤药效果差，要用膏剂治疗，就像太乙洗髓膏一样。

学生问：心衰的患者，怎么复形质？

老师答：首先，心衰的患者调气化是简单的，可用一个经典的方——真武汤，强心、利尿、扩血管。附子强心，芍药扩血管，茯苓利尿。心衰的患者复形质，首先要清楚它的形质究竟发生了什么变化。舒张期心衰和收缩期心衰是不一样的，心肌细胞在结构上发生重构，比如说心脏的纤维化。活血药里抗纤维化的代表性药物是：商陆、桃仁、皂刺、鳖甲、水蛭、三棱、莪术。如果心功能不能持续稳定地维持，它的纤维化会进行性加重。当心衰缓解以后，用玉竹持续稳定心功能。玉竹入少阴经，能够治疗心衰。天门冬与麦门冬不一样，天门冬也入少阴经，有填精的作用。也可用玉竹30g持续服用一周，再加抗纤维化药物。抗纤维化药物有一个弊端，容易破气，一定要同时加补气药，我喜欢用黄芪去对抗这些破气的药物，比如说用商陆、土鳖虫、桃仁、海藻、甘草、黄芪抗纤维化。抗纤维化最好的一个药物是山慈姑，僵蚕也有抗纤维化的作用。三甲散（鳖甲、牡蛎、穿山甲、桃仁、柴胡）就是一个代表性的具有抗纤维化作用的方。三甲散中鳖甲、牡蛎、穿山甲都有抗纤维化的作用。三棱、莪术最适合抗腹腔的纤维化，例如治疗巧克力囊肿。应用抗纤维化药物时，根据不同的脏器来选择用药。不管抗哪个脏器纤维化，要记住用黄芪去拮抗这些药物的破气作用。对心衰患者，用玉竹30g抗心衰，配上抗纤维化药物长期服用。

学生问：老师，我有一个患者患有克罗恩病，用甘草泻心汤之后很快缓解，但是停药一段时间，还会再复发。怎样治疗克罗恩病，才能够得到长期的缓解？

老师答：克罗恩病的根本病机是它的免疫应答。克罗恩病导致消化道溃疡，导致吸收不良，出现大便性状的改变，营养不良，乏力，那是第三步。营养不良，大便性状的改变，是由于消化道溃疡形成的。消化道溃疡是由免疫应答形成的。所以这类疾病都要从免疫去治，从免疫去治就比较复杂，涉及伏邪学说。我读硕士时跟着曾老师，是研究临床免疫的。我们发现免疫系统疾病的治疗和传统思路完全不同，免疫机制有一个独特的套路，很多时候它的治疗与传统中医辨证论治没有关系。

辨证论治辨的是症状、体征，是第三步。症状、体征的基础是机体的病理生理改变，病理生理改变的基础是机体对疾病的免疫应答。而辨证论治一般是从症状、体征到病理、生理改变，很少有人从免疫应答上去治。例如，明明有热，为了抑制它的免疫应答还要用附子，这个思路与我们传统思路完全不同。桂枝芍药知母汤就用附子配知母。越婢加术汤"恶风加附子"，用附子配石膏。两个配伍可以结合起来控制炎症免疫应答。再举个例子，四神煎治疗鹤膝风，一剂药居然能开出几百克黄芪，从辨证论治上讲肯定有问题。补阳还五汤用大剂量黄芪，是因为黄芪容易耐药。不只是西药耐药，中药也耐药，所以黄芪的剂量越用越大。四神煎用黄芪300g，患者吃完药，大汗淋漓，目的就是快速抑制它的免疫应答。这和中医的辨证论治不太吻合。所以治疗免疫性疾病，要让它的抗体转阴，只有抗体转阴，疾病才能够持续缓解。要使克罗恩病抗体转阴，一定要从免疫学上去治，终止它的免疫应答，那就绝对不是甘草泻心汤能解决的。终止它的免疫应答有几个办法：第一，从太阴去治，大剂量的黄芪就有效。第二，从少阴去治，大剂量的附子也有效，不光附子，用地黄也有效。第三，免疫应答已经表现出来，可以从阳明去治。第四，还可以从少阳去治。总之，治疗免疫性疾病，第一阶段是活化免疫应答，之后病情加重。有很多自身免疫性疾病淋巴细胞没有活化，用完药之后就会活化，病情会加重。然后用大剂量的免疫抑制剂，让这些活化的自身免疫细胞快速凋亡。突然间患者症状会得到缓解，这样缓解的时间会更长，然后再用药物来维持和巩固，才可能得到长期缓解。半夏泻心汤可治疗消化道功能性疾病。消化道长溃疡了，用人参、干姜，有炎症用黄芩、黄连消炎，然后再来一点儿免疫抑制剂——甘草、大枣，半夏泻心汤还是起温补的作用。如果追求短期疗效，甘草泻心汤也有效，只是不能根治。

学生问：老师能不能讲讲子宫肌瘤的治疗？

老师答：我们处理子宫肌瘤：

第一，大部分的子宫肌瘤不发生恶变，1cm 以下的子宫肌瘤完全可以不管，患者绝经后雌激素撤退，它自己就萎缩了。

第二，看患者有没有生育要求，子宫肌瘤会影响受精卵着床。

第三，要看是浆膜下肌瘤，还是黏膜下肌瘤。黏膜下肌瘤影响月经，导致月经淋漓不尽。

第四，子宫肌瘤很少发生恶变，大部分子宫肌瘤不能形成肌肉瘤，我们治疗子宫肌瘤的基本方就是桂枝茯苓丸，但是桂枝茯苓丸有时没有效果，我们讲过几个增强桂枝茯苓丸疗效的办法：①用土瓜根散。②用化血煎。③应用大剂量地黄，有时我们用到 100g。④有的子宫肌瘤患者有泌乳，用生麦芽治疗，生麦芽没有效，就用花椒，从厥阴经去治，花椒也能抑制泌乳素的分泌。

学生问：吴老师，甲状腺结节的临床发病率比较高，请您讲讲中医对无功能的原发性的良性甲状腺结节的治疗。

老师答："甲状腺结节"是一个形态诊断，其实就是没有确定病性。甲状腺结节有很多原因，特别是甲状腺腺瘤。如果腺瘤小于0.5cm，我们可以不下甲状腺癌的诊断。结节就是一个形态的描述，就像肺部有结节一样，它可以是肉芽肿，它也可以是肺癌，这主要取决于甲状腺结节的性质。有功能和无功能的甲状腺结节，它的治疗是完全不同的。如果是一个甲状腺癌的话，用中药治疗，有的不能够消除掉，这个需要观察。无功能的良性甲状腺结节从中医辨证上来讲，我们把它定位在少阳和厥阴，上半身法天属阳，下半身法地属阴，甲状腺疾病在少阳的多。治疗甲状腺结节的专药有黄药子、白芥子（三子养亲汤）、蒲公英、白头翁。如果患者合并乳腺增生、乳腺纤维瘤，说明她还有雌激素水平的升高，可以查她的内分泌。

甲状腺是雌激素的靶器官，雌激素的靶器官还有乳腺、子宫、心脏，胃也是雌激素的靶器官。如果患者有内分泌的问题，要用中药做抗雌激素治疗。情绪受下丘脑边缘系统控制，会影响下丘脑—垂体—卵巢轴，说到底还是肝，还是少阳的问题，需要疏导。不过少阳的问题，用药要有针对性，小柴胡汤对这个疾病就没有针对性。

　　疏肝可以用破气散结的药，比如川楝子就具有散结的作用。选药时你肯定要考虑到它对疾病的特殊作用。治疗甲状腺结节，我们经常用到川楝子、橘叶、青皮，不用陈皮、柴胡，就是要考虑到疾病的特异性。黄药子是一个可以选择的药物，但是使用黄药子要两个星期监测一次肝功能。对无功能性的良性甲状腺结节，海藻配甘草也可以用，还有僵蚕，以及特异性的抗甲状腺的药物——连翘。治头面热病的普济消毒饮就用连翘。连翘除了有抗甲状腺的作用，还有止呕的作用。治疗甲状腺疾病除了海藻玉壶汤，还有四海舒郁丸。夏枯草、猫爪草、瓜蒌仁、浙贝、牡蛎等都是治疗甲状腺疾病的常用药物，尤其是猫爪草，特异性比较强。

　　学生问：请老师讲一讲干燥综合征怎样治疗？

　　老师答：干燥综合征的代表方——栝蒌瞿麦丸。方中天花粉具有养阴的作用。但是只用天花粉养阴，基本上治不好干燥综合征。栝蒌瞿麦丸治疗干燥综合征靠的是附子。少阴病有个特点："渴是少阴不化津。"干燥综合征用葛根是没效的，用栝蒌瞿麦丸最主要的是用足够量的附子去终止机体对疾病的免疫应答。但是随着附子剂量的增加，副反应也多，患者还会出现口干舌燥，所以栝蒌瞿麦丸里有天花粉。附子30g以下主要表现为免疫增强作用，附子30g以上表现为免疫抑制作用。我一般用到300g，曾老师一剂药可用到700g。附子用到300g，只要没有引起不舒服，就没关系，可以配伍一些拮抗附子副反应的药物。拮抗附子副反应有36种配伍，比如说附子配丹皮、附子配生地都出自金匮肾气丸。附子配天花粉出自栝蒌瞿麦丸。如果单纯要阻断免疫应答，单用附子不行，要加地黄，知母也可以，知母能养阴，又能够提高内源性激素水平，也可以合上双补丸和栝蒌瞿麦丸。关键是只有彻底阻断了免疫应答，干燥综合征才能真正缓解，养阴解决不了问题。但是养阴药物可以拮抗里面温阳药物的副作用。大部分养阴药能够影响腺体分泌，个别养阴药物还能够调节内源性激素分泌，最有代表性的药物就是知母和地黄，例如知柏地黄丸，治疗皮质激素昼夜节律紊乱，晚上分泌水平高，所以晚上发热，盗汗。

学生问：老师，我想问慢性淋巴细胞甲状腺炎，它是免疫性疾病，用什么药物可以减少甲状腺的相关破坏？

老师答：我跟曾老师学的，还有一些我的体会。所有的自身免疫病都是一个套路，我们根本不分病种，只要让那些活化的淋巴细胞凋亡就可以了。不同的病种，影响不同的脏器，出现不同的功能改变，你要让患者舒服一点儿，那要分病种。有的自身免疫病发生大便性状改变，出现腹痛，有的影响甲状腺，有的影响心脏，有的影响肝脏，有的影响肾脏。比如说肾脏的水肿，属于太少两感证，可以用麻黄附子甘草汤，你把麻黄去掉，还是靠附子；治疗干燥综合征的栝蒌瞿麦丸，把天花粉去掉还剩附子；我们治疗寒湿导致的瘀胆，从寒湿中求之，用茵陈术附汤，把茵陈去掉，依然剩附子。治疗自身免疫病，不一定单纯选附子，有很多药物配伍，能够增强附子的作用。你只要抓住这个核心，万变不离其宗，它真正的东西就那一点儿。桂枝芍药知母汤去桂枝、芍药、知母，还是附子。桂枝附子汤去桂枝汤，依然有附子，这些都是治疗自身免疫病的方，核心就是那一点窍门儿。

学生问：吴老师，牛皮癣、白癜风之类的皮肤病也是免疫性疾病，应该怎样治疗？

老师答：皮肤病的治疗要特殊一些。我就得过很严重的牛皮癣，我用温阳的办法把这个病治好了。但是温阳的办法，也经常不见效。在温阳的药物里加入大剂量的蜂蜜，就变成了温润的办法。我们在讲桂枝芍药知母汤的时候讲过双补丸，里面用附子配知母，然后还可以加芍药。患牛皮癣时，皮肤瘙痒，常被我们抓得血淋淋，说明有风，桂枝芍药知母汤就有防风，再加生地，用这种方法治疗牛皮癣，效果就很好。方中需要加蜂蜜，加蜂蜜来自《金匮要略》的大乌头煎。大乌头煎加蜂蜜是为了防止乌头碱中毒。我们加蜂蜜时先把药煎好，冷却到40℃，再把蜂蜜放进药汤，因为蜂蜜的活性成分在高温下容易灭活，导致抗炎、抗过敏的免疫调节作用减弱。另外不能用假蜂蜜，市场上卖的很多蜂蜜是用糖煮出来的，这种蜂蜜没有效。不过，你到农村可能买到真正的蜂蜜，这种蜂蜜就有效。

　　对于白癜风我没有治过，中医治疗白癜风有一些药物，比如补骨脂、白芷增加色素沉着，含芳香豆素类药物有光敏作用，它能够增加色素沉着。我觉得含芳香豆素类药物和一些补肾药物，治疗白癜风还是有效的。我用补肾类药物治疗自己的白头发，很多白头发变黑了。

　　学生问：治疗红斑狼疮也用您讲的从免疫治疗的方法吗？

　　老师答：对，但是红斑狼疮有一个特点。红斑狼疮是Ⅲ型变态反应，它的本质是血管炎，是抗原抗体反应活化补体，在血管上"打洞"，出现了Ⅲ型变态反应，要考虑到它血分有热的特点，所以你选用的药物要注意清血分的热。丹皮、芍药都可以配附子。犀角地黄汤是治不好红斑狼疮的，不是犀角加附子。单用升麻鳖甲汤也治不好红斑狼疮，它只能缓解红斑狼疮的症状，治好红斑狼疮还要在升麻鳖甲汤的基础上加附子。用生地、丹皮、芍药凉血，在升麻鳖甲汤的基础上再加附子、地黄这一类的药物。每个病都有它的特异性，但是它的核心原则是不变的。不管你治哪个疾病，处方一定要针对这个疾病的特异性。不能用麻黄附子甘草汤去治红斑狼疮。

肾病综合征也是免疫相关性疾病，因为肿，用麻黄附子甘草汤发表就可以了，《金匮要略》叫麻黄附子汤，其实就是麻黄附子甘草汤，剂量有些区别。升麻鳖甲汤治红斑狼疮，治疗肾病综合征就不能用升麻鳖甲汤。不是所有的免疫性疾病都要用附子，四神煎用300g黄芪，一样能够快速缓解免疫应答。再比如甘草附子汤"风湿相搏，骨节疼烦，掣痛不得屈伸，近之则痛剧，汗出短气，小便不利"用甘草、附子、白术、桂枝。这个处方里，附子有镇痛的作用，桂枝也有镇痛的作用，它是个解热镇痛剂。如果疼痛非常厉害，可以把甘草开成30g，甘草有拟皮质激素样作用。把附子换成乌头，也能增强止痛作用。如果疼痛缓解以后，汗出短气——气虚，方中有白术，再加黄芪300g，就是防己黄芪汤的配伍，快速地打破免疫应答。其实你去看曾老师的处方，好像千篇一律，但是每个处方都不一样。你们要是跟我上门诊，你们会发现，我开的处方也是千篇一律。看上去我治疗很多肺癌患者都用泽漆汤，但是其实每个患者都有小小的变化，就那一点儿，就是窍门。同样是泽漆汤，泽漆汤没有芍药，因为患者反酸，有的方中加了芍药、浙贝，出自黄芪建中汤加半夏。曾老师治类风湿，看上去开的都是一样的药，有的处方附子开到200~300g；有的处方只有几克附子，但是会有加大剂量的黄芪。区别在细的地方上，其实那才是关键。关键是取病，以病为核心，而不是以证为核心。

学生问：老师，现在临床上，如果用制附子的话，还需要先煎吗？

老师答：制附子肯定得先煎，因为附子如果没有制透，怕乌头碱中毒。判断附子是否制透的方法就是：把附子掰开，不能见粉，没制透的附子是带粉的，白附子制透之后是晶莹剔透的，不能见粉。制得很好的附子，一般来讲附子剂量在20~30g都不用先煎。但是中药有时不能保证质量，所以都得先煎。

学生问：老师我想问您理想中的中医是什么状态？或者说您从事中医行业最终的目标是什么？

老师答：昨天我和一个业外人士谈到晚上12点，1点多才睡觉。他虽然不是中医，但是他很喜欢中医，而且他已经在中医界站到了一定高度。从他的角度来看，觉得中医这个行业是扶不起的阿斗。不是政府给不给政策的问题，这个行业太江湖了，没有科学的精神。我理想的中医有两点：

第一，在本科期间没必要去分中医和西医，将来一定是走向新医学。中医要去消化吸收西医的宝贵知识，重新搭建我们中医的学术体系。如果这个学术体系不进步，中医的特色和优势会越来越少。因为西医在快速进步，中医其实在近代有一次重大的理论突破——大概300年前温病学说形成，300年才能够诞生一个有历史影响力的中医，改变整个学术框架的中医，这不正常。当今时代，今年和去年的差别都非常大，我们已经不能够再等300年了。重新架构学术体系，一定要突破象思维，中医的核心认知方法基于象思维。因为象思维是发散性的思维，是富有联想的思维，象思维使得中国在古代具有领先地位。

亚里士多德建立的逻辑思维在工业革命之后奠定了一个自然学科，而这个逻辑思维强大到象思维所不能够抗衡。工业革命以后，整个东方文明落后于西方。举个例子，计算两个曲线下的面积，哪个面积大，哪个面积小，数学上很难算，因为过去没有微积分。牛顿奠定了微积分的理论基础之后，这就不叫个事儿。再比如，东方的象思维有六大领域，其中一个代表叫围棋，我们认为围棋是不可战胜的，那个时代都过去了。AlphaGo结合了数百万人类围棋专家的棋谱，挑战世界围棋冠军李世石，最终以4∶1的总比分取得了胜利，现在都到AlphaGo Zero了，所以我们要突破象思维。

如果不借鉴西方的逻辑思维，不借鉴西方思维科学体系，我们还在用法象药理这个体系去讲中药，还在单纯地用天人相应去讲我们的中医。五行——金、木、水、火、土是一个闭环，这个闭环是没有端口的，我们永远在里面打旋，很难进步。"色红入血"——我们一直认为这是个公理。但是我可以百分之百地告诉你，它不是个公理，红的东西多了，红的中药也多了，红升入血吗？红升有毒，我们不能用它来补血。它不是公理，我个人认为这套体系不突破，中医是没有前途的。我觉得我们当前要做的一件事情就是：在学术体系上突破象思维。要突破现有的中医学术体系很难，但是至少有一点可以做到，我觉得我们太湖大学以后可以开两门课：第一，"科学通史"；第二，"逻辑学概论"。

第二，我并不是说要丢弃"天人相应"理论。"天人相应"有更科学的内涵，而不是一个笼统的概念。它是中医最本质的东西，它的特色、它的优势是不能丢的。

什么叫作"中学为体，西学为用"？"中学为体，西学为用"是张之洞提倡洋为中用而提出来的，就是坚持中学不变，把西学拿来用。但是这个"拿来用"又出问题了，成了中、西两层皮，中医加西医那不叫中西医结合。第一，我们没有继承好中医。我们的经典水平很低。第二，没有发扬好，也没有找到发展的出路。第三，没有很好地向西医学习。我向你学习并不表示我不如你，这是两回事。叶天士拜了18个老师，并不是说叶天士不如他每一个老师。我们往往没有向西医学习的那种开放包容的心态，别说向西医学习，中医都不向中医学习。所以说，突破思维很难。

# 彩　图

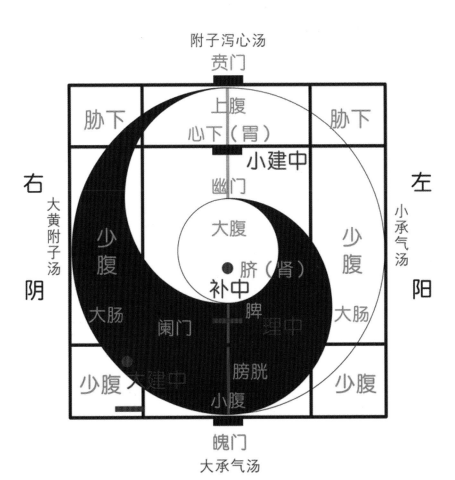

彩图 1　吴门腹诊九区法示意图

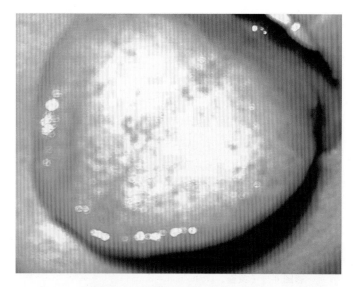

彩图 2 （白苔，DBIL／IBIL＝1.89）

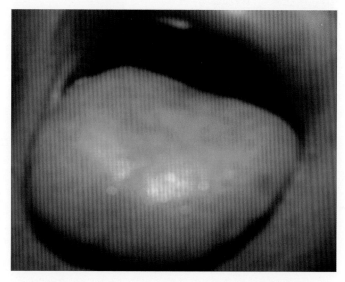

彩图 3 （黄苔，DBIL／IBIL＝0.42，不伴细菌感染）

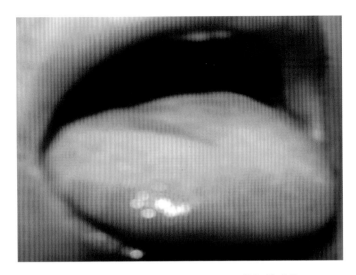

彩图 4　（黄苔，DBIL／IBIL＝2.61，伴细菌感染）

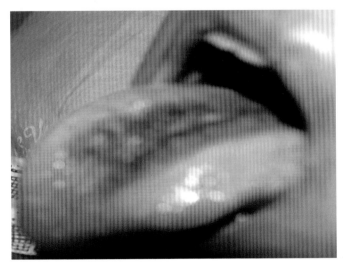

彩图 5　（黑苔，DBIL／IBIL＝1.52，伴尿路感染）

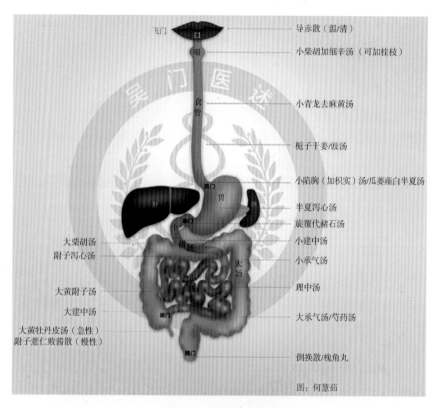

**彩图 6　脾胃病用药法图**

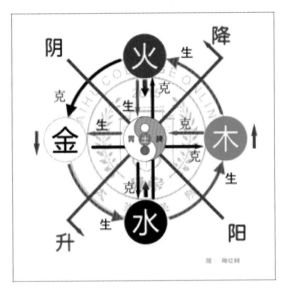

彩图 7　五行升降示意图

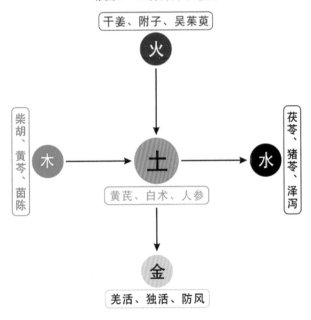

彩图 8　五行立极示意图

# 本书参与整理者

**一、文字录入：**

**太阴新解文字录入**：王梦宇、邱贞标、赵晓丽、李　晶、
陈露露、田　俊、吴喜华、张玉萱、
吕　英、钟　剑、张晓军

**东垣研究文字录入**：贺　雁、王之平、赵　欣、孟　达、
郭圆圆

**文字录入组织者**：陈　磊

**二、全书统筹及文字校对**：张艳娟

说明：1. 本书涉及的《脾胃论》原文，依据人民卫生出版社 2005
年 8 月出版的《脾胃论》进行校对。

2. 本书涉及的《内外伤辨惑论》《东垣试效方》《兰室秘藏》原文
依据中国中医药出版社 2015 年 2 月出版的《李东垣医学全书》（第 2
版）进行校对。